KB169764

일상을 바꾼
14가지 약 이야기

일상을 바꾼 14가지
약 이야기

인문학 하는 약사의 잡학다식 약 교양서

송은호 지음

카시오페아
Cassiopeia

스토리로 약을 처방해드립니다

아침에 일어나자 온몸이 욱신거린다. 어제 헬스장에서 덤벨을 무리하게 들었기 때문일 것이다. 서랍에서 '파스' 한 장 꺼내 붙인다. 오늘도 아침 운동을 위해 무거운 몸을 이끌고 운동복으로 갈아입는다. 운동하러 나가기 전 '영양제'를 챙겨 먹는다. 항산화 작용과 에너지 대사를 도와주는 '비타민 B군과 C', 그리고 근육 운동에 필요한 '마그네슘'과 '칼슘', 무리한 운동으로 인한 염증을 막아주는 '오메가-3'까지 챙겨 먹고서 드디어 외출한다. 운동하고 난 후에는 약국으로 출근한다. 전 세계적으로 코로나바이러스Corona Virus가 유행하는 요즘, 출퇴근에 '마스크' 착용은 필수다. 약국에서 금전 거래를 하다 보면 돈과 카드를 많이 만지기 때문에 '손 소독제'도 꼭 챙긴다.

　진통제를 사러 온 학생, 마스크를 사러 온 할머니, 습진 연고를 사러 온 어머니, 과식을 했는지 까스활명수 한 병 달라고 하는 옆집 사모님, 구충제 약만 한 상자를 달라고 하는 수상한 아저씨, 무슨 영양제가 몸에 더 좋은지 물어보는 할아버지. 이처럼 약국 문을 열면 수많은 사람이 찾아온다. 혼자서 상담하랴, 계산하랴, 복약 지도하랴 이리저리 바삐 움직이다 보면 어느새 퇴근 시간이 된다. 지끈거리는 머리 때문에 '타이레놀' 한 알 먹으며, 내가 일했던 공간을 한번 돌아본다. 오늘 하루만 해도 나를 포함해 얼마나 많은 사람이 약을 얼마나 먹었던가.

　영양제와 치료용으로 먹는 약을 다 포함하면 사실상 하루 세끼 밥을 먹는 것만큼이나 꽤 자주 먹는다. 그런데 이렇게 매일같이 먹는 약에 대해서 제대로 아는 사람은 놀랍게도 거의 없다. 약통에 적혀 있는 약 설명을 자세히 읽어보지도 않을뿐더러, 대부분 자신의 증상이나 몸에 알맞은 약을 복용하기보다 TV에서 선전하는 유명한 약이나 남들이 건강에 좋다고 하는 약만 골라 먹는다. 당신은 어떠한가? 평소에 자신이 먹는 약의 성분을 하나라도 알고 있는가? 열이 나고 진통이 나면 어떤 약을 먹어야 하는지, 몸이 쑤실 때 붙이는 파스에 무슨 성분이 들어 있는지 알고 있는가? 배가 더부룩하면 무조건 약국에 가서 "소화제 주세요"라고 말하진 않는가? 홈쇼핑에 나오는 오메가-3가 무엇이고, 유산균은 왜 먹는지 어디에 좋은지 알고 있는가?

많은 사람이 슈퍼에서 고추장, 간장을 살 때는 원료, 맛, 용량, 성분, 가격 모두 꼼꼼히 따지면서, 왜 약국에만 오면 "TV에 나오는 그거", "누가 선전하는 그거"를 달라고 하는 걸까? 환자의 단순하고 일방적인 요구에 약사는 상담 한 번 하지 못하고 약을 주게 되고, 환자는 자신의 증상에 맞지 않는 쓸모없는 약을 들고 가버리기 일쑤다. 복약상담 없는 일방적인 거래는 약사로서의 직능 가치를 떨어뜨릴 뿐만 아니라 '이상한 약을 준 약사'로 오인받아 환자의 신뢰를 잃게 만든다.

인포데믹Infodemic이라는 말이 있다. '정보전염병'이라고도 하는데, 인터넷과 미디어를 통해 잘못된 정보가 퍼져 혼란을 가져오는 것을 말한다. 약사로 일하면서 나는 미디어와 SNS 입소문을 통해 사회를 휩쓰는 수많은 정보전염병을 봤다. 개구충제가 만병통치약이라는 이야기부터 인플루엔자바이러스 Influenza Virus 치료제인 타미플루를 먹으면 자살을 한다는 괴담, 과산화수소수를 마시면 당뇨병이 치료된다는 유튜버와 SNS 광고에 등장하는 기상천외한 약 사례 등은 잘못된 정보가 얼마나 쉽게 우리 사회를 혼란에 빠뜨리는지 보여준다. 신종 코로나바이러스가 유행하고 있는 지금도 김치, 꿀 탄 위스키, 소 배설물, 폭죽 연기 등 한국뿐만이 아니라 전 세계적으로 말도 안 되는 거짓 치료법들이 퍼지고 있다. 이 정보전염병은 날이 갈수록 더욱 자주 발생할 것이며 우리들은 이런 전염병에 더 자주 노출되고 쉽게 흔들릴 것이다.

의학 기술이 발달하고 정보 접근성이 높아졌음에도 사람들의 의학적 상식과 관심이 점점 퇴보하는 이유가 바로 이 때문이다. 잘못된 정보의 범람으로 당연한 사실은 외면받고, 새롭고 특이하고 획기적으로 보이는 거짓은 사실로 둔갑되고 있다. "진료는 의사에게 약은 약사에게"라는 말처럼 약에 관해 전문적인 조언을 해줄 수 있는 약사가 이를 견제해줘야 하지만 그러기가 참 힘들다. 전문가로서의 약사는 사라지고, 처방전에 적혀 있는 대로 약을 지어주거나 환자가 달라는 약을 꺼내주는 장사치로서의 약사만 남았기 때문이다.

'도대체 무엇이 문제일까? 어떻게 하면 약사로서 사람들에게 약에 대한 정확한 정보를 전할 수 있을까?'

나는 항상 이 문제를 고민했다. 그리고 약사들이 그토록 혐오하는 TV 홈쇼핑과 광고에서 이에 대한 힌트를 얻었다. 홈쇼핑의 건강기능식품 광고를 한번 보자. 먼저 원주민 부족에 관한 이야기로 시작한다. 그런데 이 부족은 어떤 병에도 걸리지 않고 오랫동안 장수한다고 한다. 원인은 바로 그 지방에서 나는 '무엇' 때문. 이것은 그 부족 언어로 '신의 ○○'이라고 불리며, 신체의 '어디'에 효과가 있고 '무슨 병'에 도움이 된다고 알려져 있다.

여기서 내가 배운 점은 '홈쇼핑과 광고는 절대 어렵게 말하지 않는다는 것'과 '스토리를 통해 상품에 대한 정보를 재미있게 설명해준다는 것'이다. 그렇게 전달된 스토리는 사람들의 기억에 오래 남고 쉽게 잊히지도 않는다. 오메가-3를 먹으면 혈압이 어느 정도 개선이 되는지 아는 사람이 몇이나 될까? 애초에 오메가-3가 수많은 지방산의 한 종류라는 사실을 아는 사람도 별로 없을 것이다. 하지만 에스키모인들이 심혈관질환에 걸리지 않는 이유가 물고기와 물개고기를 통해 좋은 지방을 많이 먹어서이고, 그 좋은 지방이 '오메가-3'라는 스토리는 기억에 오래 남는다. 유산균이 왜 좋고 어떤 종류가 있는지는 몰라도 불가리아 지방 노인들이 오래 사는 이유가 '요구르트'를 많이 먹어서고, 그 요구르트에 유산균이 많이 들어 있다는 스토리를 전하면 많은 이들이 기억한다.

약에 관한 논문, 기사, 연구 자료, 임상 사례를 아무리 들먹여도 우리에겐 그저 길고 지루한 정보일 뿐이며, 스토리 없는 긴 설명을 듣다 보면 약에 대해 그나마 가지고 있던 관심과 흥미마저 빼앗기기 쉽다. 어쩌면 오늘날 약에 대한 무관심은 '전문가'라는 이름으로 성벽을 둘러싸고 환자들에게 어려운 단어와 난해한 설명만을 고집한 결과가 아닐까? 안타깝게도 시중에 나와 있는 약 관련 서적들은 약사로서 지식과 관심을 가진 나도 읽기 어렵고 재미없는 도서가 대부분이었다. 그래서 나만큼은 약에 대해 가장 쉽고 재미있게 알려주자고 오랫동안 다짐해왔다. 그렇다면 어떤 스토리를 가져와야 독자에게 기억되고 삶에 유용한 정보가 될 수 있을까? 그 방법으로 나는 '인문학'을 선택했다. 인간의 삶이라는 거대한 스토리 안에 들어 있는 문학, 역사, 철학, 정치, 사회, 심리, 경제, 미술, 음악, 예술을 모두 아우르는 학문이 바로 인문학이다. 삶을 더욱 충만하고 윤택하게 만들 수 있는 하나의 방법으로써 우리가 배워야 하는 스토리를 약과 함께 전하고 싶었다.

이 책은 따분하고 어렵게만 접하던 약에 내한 성보를 우리 일상과 가장 밀접한 문학, 역사, 심리, 영화 등 다양한 스토리를 통해 전달한다. 아스피린, 비타민, 소화제 등 필요이자 일상이 된 약부터 소독제, 구충제, 마스크 등 최근 유행한 사건들로 급부상하게 된 약까지 총 14가지 약에 대해 소개하며 약과 관련된 사건들과 사회적 이슈도 함께 담아냈다. 아울러 우리가 흔히 잘못 알고 있는 약에 대한 속설과 이를 바로잡는 올바른 정보, 자신의 증상에 맞는 약 찾기와 복용법까지 알차게 수록했다.

이제까지 약은 위생 수준을 높이고, 피로와 통증을 줄이고,

활력을 주고, 숙면을 돕는 등 우리 일상에 많은 부분을 바꿔 놓았다. 약이 발명된 이후로 우리는 좀 더 안락한 삶을 유영하게 됐다고 해도 과언이 아니다. 다만 잘못 알고 쓰면 약도 독이 될 수 있으니, 부디 이 책을 통해 약에 대한 정확한 지식을 얻어 더 건강하고 행복한 인생을 살아갔으면 한다. 무엇보다 읽는 내내 독자 여러분이 '몸에 좋은 약이 재미도 있을 줄이야!' 같은 마음을 느꼈으면 좋겠다.

차례

01

아스피린

변비약	아스피린	구충제	수면제
타미플루	소화제	파스	알보칠
알레르기	마스크	스테로이드	
비타민제	소독제	타이레놀	

빼앗긴 이들에게도 봄은 올까?

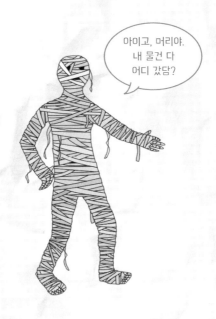

아이고, 머리야.
내 물건 다
어디 갔담?

중요한 문서를 빼앗긴 한 미라가 있다. 그 문서는 고대 이집트 의학을 알려주는 가장 중요한 자료다. 이런 미라의 억울함을 아주 잘 아는 사람이 있다. 그는 유대인이라는 이유로 '아스피린 최초 발명자'의 타이틀을 다른 사람에게 빼앗겼다. 과연 이들의 명예는 되찾을 수 있을까?

어둠이 길게 드리워진 사막 가운데, 아무도 찾지 않는 한 무덤에 초대받지 않은 손님이 터벅터벅 걸어 들어왔다. 터번을 뒤집어쓴 그는 능숙하게 무덤 속 보물들을 쓸어 담기 시작했다. 그러고는 자루 한가득 보물을 짊어지고서 모래 사막 속으로 유유히 사라졌다.

그는 바로 이집트에서도 알아주는 프로 도굴꾼이자 유물 상인인 무스타파 아가Mustapha Aga였다. 주로 이집트 곳곳에 숨겨진 고대 무덤을 찾아내고 그곳의 보물들을 비싼 값에 팔아 넘기는 일을 했다. 얼마나 실력이 좋았냐면 정부조차도 모르는 무덤까지도 귀신같이 찾아낼 정도였다. 그의 주고객은 미국과 유럽의 고고학자들과 부자들이었다. 당시 이집트는 나라 자체가 거대한 보물의 땅이었다. 기원전 3000년경 나일 강을 중심으로 시작된 이집트 문명의 신비한 무덤과 보물들이 발견되지 않은 채 모래 속에 잠들어 있었기 때문이다. 이 소식이 먼 유럽과 미국까지 알려지면서 무스타파의 사업은 날이 갈수록 커져갔다.

여느 때처럼 그는 사막 속 비밀스럽게 숨겨져 있던 무덤을 발견하고는 보물을 쓸어 담고 있었다. 그러던 중 미라의 발밑에서 고대 이집트어가 적혀 있는 한 파피루스 두루마리를 보게 됐다. 언뜻 보기에도 진귀한 물건처럼 보였다. 그는 이 파피루스를 이집트 룩소르에 살고 있는 에드윈 스미스Edwin Smith라는 한 미국인에게 가지고 갔다. 미국에서 건너온 이 부자가 이집트 유물을 꽤 쏠쏠한 값에 사들이고 있다는 소문을 언뜻 들은 적이 있었기 때문이다. 고대 이집트어에 대한 풍부한 지식을 갖추고 있던 스미스는 이것이 보통 문서가 아님을 알아내고는 애써 침착한 표정으로 무스타파에게 말했다.

"뭐, 별것 아니군. 그냥 흔한 파피루스야. 값은 쳐주지. 12파운드 어떤가?"

그렇게 세계에서 가장 오래된 의학 논문이 단돈 12파운드, 우리나라 돈 1만 8,000원에 미국으로 팔려갔다. 이후 파피루스는 소유주인 에드윈 스미스의 이름을 따서 '에드윈 스미스 파피루스Edwin Smith Papyrus'라고 불리기 시작했다.

《에드윈 스미스 파피루스》에는 과연 무슨 내용이 적혀 있었을까? 거기에는 외과 수술법과 부상의 유형, 환자 검사법, 질병 종류들과 치료법 등 당시 이집트 의료 기술의 정수가 자세히 담겨 있었다. 사실상 고대 이집트 의학을 알려주는 가장 중요한 자료라 할 수 있다.

버드나무에서 발견한 아스피린

《에드윈 스미스 파피루스》에는 현재에도 널리 쓰이는 중요한 약물에 대한 비밀도 담겨 있는데, 그 약물은 바로 고대 이집트인이 티예레트Tjeret라 불렀던 식물이자 라틴어로 살릭스Salix라 불리는 '버드나무'다. 이집트인들은 버드나무 껍질을 진통제와 염증 치료제로 사용했으며, 이파리추출물을 이용해 열과 부종을 치료하기도 했다. 훗날 이 식물의 성분은 아스피린의 원료가 됐다.

약으로서의 아스피린 역사는 120년밖에 되지 않지만 인류가 버드나무를 약으로 사용한 것은 기원전 5000년경으로 거슬러 올라간다. 티그리스강과 유프라테스강 사이에서 발달한 수메르 문명의 석판에는 버드나무 약효에 관한 최초의 내용이 적혀 있다. 고대 그리스의 철학자 히포크라테스Hippocrates

도 버드나무의 효능에 대해 언급한 적 있는데, 진통을 겪는 임산부들에게 버드나무 차를 달여 주면 통증이 줄어든다고 했다. 약대생들이 사회에 나가기 전에 하는 '디오스코리데스Dioscorides의 선서'의 주인공 디오스코리데스도 버드나무를 애용했다. 네로Nero 황제 군대에서 약학자로 일했을 당시 버드나무 껍질이 홍조, 열, 통증을 줄여준다는 사실을 발견하기도 했다.

최초 발명자는 누구인가?

세계적으로 많이 팔린 아스피린을 만든 독일 세약회사 바이엘Bayer은 아스피린이 이른바 '대박을 치면서' 거대 다국적 제약회사로 성장했다. 옷감을 염색하는 염료를 만들던 이 작은 공장이 회사 뒤편에서 부업으로 팔던 해열제에서 시작해 아예 약을 만드는 거대 제약회사로 성장한 것이다. 그렇다면 아스피린을 발명한 과학자도 엄청난 부와 명예를 얻었으리라고 생각하는 것이 당연하다. 과연 그럴까?

"아스피린은 제가 발명했습니다. 그는 아무것도 몰라요. 제가 시킨 대로 일을 했을 뿐입니다. 하지만 그가 아스피린을 발명했다고 주장했을 때 아무 말도 하지 못한 것은 제가 유대인이었기 때문입니다."

　여기 자신의 명예를 되찾으려 하는 한 사람이 있다. 바이엘 연구소 수석 화학자인 아서 아이첸그룬Arthur Eichengrun이다.

　아스피린이 판매되기 시작한 지 50여 년이 더 지난 후인 1949년, 그는 〈파르마치에Pharmazie〉라는 작은 학술지에 논문 한 편을 실으며 자신이 '아스피린의 최초 개발자'라고 주장했다. 그러나 논문을 발표한 지 2주 후에 그가 사망하면서 아스피린 개발자에 대한 세간의 의문은 점점 희미해져갔다.

　아스피린은 원래 제약회사 바이엘에서 1897년 펠릭스 호프만Felix Hoffmann이 발명한 것으로 알려져 있다. 그가 아스피린을 발명하게 된 미담은 아스피린을 홍보하는 데 크게 한몫했다. 류머티즘을 앓고 있는 호프만 아버지는 치료약으로 버드나무 성분을 추출해 만든 살리실산salicylic acid을 복용하고 있었다. 기존의 살리실산은 소염 효과가 뛰어났지만 맛이 쓰고 위장 자극이 심했다. 아버지가 살리실산을 고통스럽게 먹고 있는 모습을 보고 그는 부작용을 개선한 약을 만들기로 마음먹었다. 기존 살리실산의 화학 구조를 조금 변형시켜 부작용이 적은 현재의 아스피린을 발명했다.

　아버지에 대한 효심에서 만들어진 이 약은 세계에서 가장 잘 팔리는 해열·소염·진통제가 됐다는 아름다운 이야기로 그렇게 마무리되는 것처럼 보였다. 영국 과학자 월터 스네이더

Walter Sneader 박사가 의문을 제기하기 전까지는 말이다. 아이첸그룬이 죽기 전 마지막으로 주장한 말을 근거로 그는 이 문제를 자세히 파헤쳐보기 시작했고, 제약회사 바이엘의 문서들과 출판됐던 서적, 논문들을 분석한 결과 드디어 아스피린 발명과 관련된 수탈의 역사를 발견했다.

　제약회사 바이엘은 1863년 프리드리히 바이엘Friedrich Bayer과 그의 파트너 요한 프리드리히 베스코트Johann Friedrich Weskott가 창립했다. 당시 바이엘은 제약회사가 아닌 염료회사였다. 석탄 공정의 부산물인 아닐린aniline이라는 화학 물질을 이용해 인공합성 염료를 만드는 중이었다. 이런 인공합성 염료의 산물이 우연한 계기로 해열 작용이 있다는 사실이 밝혀지면서 바이엘은 염료 대신 의약품 개발로 노선을 전환했다.

　초창기 젊은 제약회사 바이엘을 이끌던 사람은 하인리히 드레서Heinrich Dreser, 아서 아이첸그룬 그리고 갓 입사한 펠릭스 호프만이었다. 새 의약품을 개발하는 선임 연구원이었던 아이첸그룬은 바이엘에 입사한 순간부터 위장장애가 없는 살리실산 개발을 목표로 삼고 있었다. 당시 신약 발명은 기존의 약물에 여러 가지 화학 반응을 일으켜 변형을 가하고, 그중에 쓸 만한 약을 찾아내는 방법을 썼다. 아이첸그룬은 호프만에게 신약 실험을 여러 가지 시도해보도록 직접 지시했고 호프만은 그저 시키는 대로 실험을 수행했다. 이윽고 항염증과 해열 작용이 뛰어나고 위장 작용이 적은 아세틸살리실산 acetylsalicylic acid이라는 신물질을 찾아냈다.

드레서는 아이첸그룬을 견제하기 위해 심장부작용을 핑계로 사람을 대상으로 하는 임상실험을 반대했지만, 아이첸그룬은 이에 굴하지 않고 직접 아세틸살리실산을 몸에 주입하는 등 임상실험을 몰래 진행했다. 그는 자신의 열정과 집념으로 발명한 새로운 약의 이름을 아세틸을 의미하는 'a'를 맨 앞에, 살리실산의 원료인 조팝나무의 속명 '스피라에아 Spiraea'를 중간에, 마지막으로 발음하기 쉽게 'in'을 넣어 '아스피린'으로 불렀다.

아스피린은 등장하자마자 시장에서 불티나게 팔렸다. 1918년과 1919년 사이에 큰 독감이 유행했는데, 독감 환자의 열을 식히는 데 아스피린만 한 해열제가 없었기 때문이다. 세계에서 가장 많이 팔린 약을 발명한 공로에도 불구하고 아이첸그룬에게는 좋지 않은 일들이 자꾸만 벌어졌다. 반유대주의를 주장하던 나치가 권력을 잡기 시작한 후, "아스피린의 발명자가 유대인이다"라는 사실이 눈엣가시였던 나치가 '아스피린 최초 발명자'라는 칭호를 유대인이었던 아이첸그룬 대신 독일인인 호프만에게 줘버린 것이다. 설상가상으로 1934년 한 연구원이 화학공학의 역사를 담은 책을 출판했는데, 아세틸살리실산을 발명한 이야기에 아이첸그룬의 이름을 빼고 아버지에게 줄 약을 만들었다는 호프만의 미담만을 수록했다. 그 후 아이첸그룬은 바이엘에서 쫓겨나다시피 나와 사진 필름을 만드는 공장을 세웠지만, 아리아인이 공동소유자가 아닌 회사와 거래를 하고 싶어 하는 사람이 아무도 없어 결국 공장을 폐쇄했다.

바이엘의 복직을 원했던 그가 정작 가게 된 곳은 테레지엔슈타트 수용소였다. 3만 3,000명의 유대인이 사망한 그곳에서 아이첸그룬은 바이엘에서 자신이 일궜던 공적을 이야기하며 도움을 청하는 편지를 보냈다. 그러나 바이엘 측에서는 아무런 답변도 하지 않았다.

1945년, 수용실의 가스실이 완성되기 2주 전에 그는 다행히 석방됐다. 갖은 고생을 겪는 바람에 아내 루츠 말고는 아무것도 남지 않은 그는 한적한 시골로 이주해 조용하게 지냈다. 시간이 한참 지난 후 다시 자신의 명예를 되찾기 위해 논문을 게재했다. 생의 마지막이 돼서야 아스피린의 최초 발명자가 바로 자신이었다고 주장한 것이다. 하지만 바이엘 측은 이 역시 인정하지 않았다. 논문을 게재한 지 2주 후에 그가 사망함으로써 생존자의 주장이 사라졌기 때문이다. 당시 생존자들의 주장이 없다는 점을 이유로 아직도 아스피린 최초 발명자는 독일인 호프만의 이름으로 기록돼 있다. 아이첸그룬의 명예는 끝끝내 돌아가지 못했다.

제자리를 찾아서

•

버드나무의 비밀을 간직하고 있었던《에드윈 스미스 파피루스》를 쓴 저자가 누구인지는 아직까지 밝혀진 바 없다. 몇몇 학자들은 이집트 의술의 신이라 불렸던 이모텝Imhotep일 것이라 주장했다. 영화 〈미라〉를 봤던 사람이라면 이모텝을 악당에 가까운 인물이라고 알고 있겠지만, 사실 이모텝은 의술과 건축, 천문학 등에 뛰어나 신으로 추앙받는 성인군자에 가까운 인물이다.

영화에서 이모텝의 무덤을 파헤친 사람들이 끔찍하게 살해당했던 것처럼, 실제 그의 무덤을 도굴했던 무스타파나 도굴품을 사들인 에드윈 스미스도 미라의 저주를 받지 않았을까? 아니, 오히려 그 반대다. 스미스는 미국으로 돌아와 84세까지 천수를 누리다 사망했다. 무덤을 도굴한 무스타파는 뛰어난 도굴 실력을 인정받아 정부 밑에서 공무원으로 일하기도 했다. 뿐만 아니라《에드윈 스미스 파피루스》는 아직도 이집트로 돌아가지 못하고 뉴욕의학아카데미New York Academy of Medicine, NYAM에 보관돼 있다.

빼앗긴 문화재를 되찾아오는 방법에는 세 가지가 있다. 하나는 박물관 보관 등의 조건으로 기부받는 방법, 또 하나는 금액을 지불하고 구매해오는 방법, 마지막으로 문화재 환수가 있다. 문화재 환수는 절도, 밀수출, 밀반입, 전쟁 중 약탈 등 불법적인 경로로 유출된 문화재를 원래 국가가 돌려받는 것을 말하며, 되찾아오는 방법 중 가장 어려운 방법이기도 하다. 양 국가 간의 복잡한 역사적 문제가 얽혀 있어 한쪽의 주장대로 다른 쪽이 돌려주게 된다면 자신의 역사적 잘못을 인정하는 모양새가 돼버리기 때문이다.

우리나라의 경우에도 임진왜란 때 일본에게 약탈된 〈몽유도원도〉, 유네스코 세계기록유산이지만 정작 프랑스에 있는 《직지심체요절》 등 되돌려 받아야 할 문화재만 18만 개가 넘는다. 하물며 문화재뿐이겠는가. 누군가는 아이첸그룬처럼 자신의 명예를 돌려받기 위해 싸우기도 한다. 한때 우리나라를 점령했던 일본은 위안부 할머니들의 명예를 빼앗았음에도 여전히 위안부 문제를 부정하고 있다. 생존자들은 지금도 돈을 벌기 위해 스스로 지원했다는 거짓말, 일본인에게 몸을 판 매춘부라는 불명예를 씻어내고 자신의 명예를 되찾기 위해 일본의 사죄와 반성을 요구하고 있다. 빼앗긴 이들이 자신의 것을 되찾을 수 있는 날은 과연 언제일까?

아스피린(진통제),
이렇게 복용하세요

✛ 진통제의 종류

진통제는 크게 두 가지로 나뉜다. 타이레놀과 타이레놀이 아닌 진통제. 타이레놀은 상품 이름이고 진짜 성분 이름은 아세트아미노펜 acetaminophen이다. 타이레놀이 아닌 진통제의 성분은 비스테로이성 항염증제Non-Steroidal Anti-Inflammatory Drugs, NSAID라 부르고, 이부프로펜ibuprofen, 나프록센naproxen, 살리실산 등 여러 종류가 있다. 이것은 부루펜시럽, 이지엔6, 탁센, 아스피린, 붙이고 바르는 파스류, 아프니벤큐 같은 가글까지 여러 약에 사용된다.

타이레놀을 언제 먹는지 기억해보자. TV 광고에서 자주 보듯 보통 두통이 있을 때 먹으며, 열이 날 때 해열제로서도 복용한다. 타이레놀에는 해열과 진통 작용이 있어서다. 타이레놀이 아닌 NSAID계 약물은 여기서 염증을 치료하는 소염 기능을 하나 더 가지고 있다. 즉, 목이 붓고 아픈 인후염이나 팔다리가 쑤시는 관절염, 다리를 삐끗해서 생긴 근육염증 등에도 사용할 수 있다. '그럼 기능이 하나 더 있는 NSAID계 약물이 더 좋지 않을까?'라고 생각할 수도 있겠지만, 각 약 성분의 특징에 맞게 복용하는 것이 더 효과적이다.

✚ 열나고 아플 땐 해열제? 아님 진통제?

열이 나면 대부분 아프다. 열만 나고 아프지 않은 경우는 별로 없다. 그럼 약국에서 '해열제'를 사는 것이 좋을까, 아니면 '진통제'를 사는 것이 좋을까? 당연히 둘 다. 그럼 약을 두 개 사야 할까? 그건 아니다. 일반의약품으로 판매되는 해열·진통제는 해열과 진통 작용을 함께 가지고 있다. 간혹 '해열제를 달라니 진통제를 주네?', '진통제 달라는데 왜 해열제를 주지?'라고 생각하는 사람이나 실제로 그렇게 물어보는 사람도 있는데 사실 둘 다 같은 약이라는 것을 알려주고 싶다.

아이나 임산부가 아픈 경우라면 상대적으로 안전한 아세트아미노펜을 추천한다. NSAID 계열도 사용할 순 있으나 유산 위험이나 동맥관 조기 폐쇄 등의 위험이 있어 임신 6개월 이상, 임산 말기의 임산부에게는 맞지 않다. 진통제의 대표라고 할 수 있는 아스피린은 16세 이하 어린이까지 사용하지 못한다는 점은 아마 모르는 사람이 더 많을 것이다.

그럼 일반 성인의 경우는 어떨까? 아무 약이나 먹어도 괜찮을까? 아세트아미노펜은 안전한 약이지만 술과 함께 복용 시 치명적인 간 손상을 일으킬 수 있어 음주가 잦은 사람은 피해야 한다. NSAID 계열은 위장관 부작용이 가장 흔하게 발생하고, 과다 복용 시 간과 신장에 부담을 줄 수 있다. 따라서 위장관에 궤양이나 출혈이 있는 환자, 간과 신장이 좋지 않은 사람은 NSAID계 약물을 피해야 한다.

➕ 심혈관질환 예방에 관해

최근 아스피린이 새로운 NSAID계 약물, 타이레놀과 부루펜 계열에 밀려 지지부진해지고 있던 와중에 심혈관질환 예방에 도움이 된다는 소식이 알려지자 다시금 유명해지고 있다. 아스피린에는 진통 작용 말고도 혈전 생성을 방지하는 작용이 있다. 혈전은 피가 굳어서 생기는 덩어리인데, 이것이 혈관을 막으면 심근경색과 뇌졸중 등 예후가 좋지 않은 병이 생긴다. 의사들도 필요한 경우 심혈관질환 환자에게 아스피린을 처방하고 있다.

아스피린은 처방전 없이 구매할 수 있는 일반약이라 심혈관질환 예방 목적으로 구매하는 사람들도 많다. 하지만 '몸에 좋다', '나도 혈압이랑 콜레스테롤 수치가 좀 나오는데 먹어볼까?' 하는 가벼운 생각으로 아스피린을 먹어선 안 된다. 미국 질병예방서비스특별위원회US

Preventive Services Task Force, USPSTF에서는 50세에서 69세 사이, 심혈관질환 발생 확률이 10퍼센트 이상인 사람들만 아스피린을 예방 목적으로 먹도록 권고하고 있다. 다른 연령대와 낮은 심혈관질환 위험을 가진 사람들에게는 아직 확실한 예방 효과가 증명되지 않았기 때문이다. 오히려 건강한 사람이 아스피린을 장기 복용할 경우 위장관 출혈과 뇌출혈 위험을 유발할 수도 있다.

보통 치과 치료나 수술을 앞두고 의사들이 중단하라고 권하는 약물들이 있는데, 대표적으로 아스피린과 NSAID계 약물이다. 혈액 응고를 억제하기 때문에 자칫 수술 후 지혈이 안 될 위험이 크다. 보통 아스피린은 1주일에서 10일 전에 중단하고, 이부프로펜은 1일, 나프록센은 2~3일 전에 중단을 권한다. 하지만 심혈관질환 위험을 가지고 있는 환자는 오히려 중단할 경우 득보다 실이 클 수 있기 때문에 의사와 미리 상의한 후 중단을 결정해야 한다.

✚ 내성과 중독 가능성

"많이 먹으면 내성 생기는 거 아니에요?"

"나중에 중독되면 어쩌죠? 금단 현상은 없나요?"

유독 진통제를 자주 먹는 사람들이 주로 묻는 질문이다. 대부분 생리통을 심하게 앓는 여성, 유달리 편두통이 잦은 사람, 관절염 같은 만성적인 통증으로 장기간 진통제를 먹는 사람, 운동과 노동으로 잦은 부상과 통증에 노출되는 사람들이다. '약은 많이 먹으면 좋지 않다'라는 막연한 생각과 미디어에서 보던 '마약성 진통제'의 이미지 때문에 이런 질문을 하곤 한다.

내성은 지속적인 약물 사용으로 후에 같은 용량을 먹어도 같은 효과가 나타나지 않는 것을 의미한다. 우리가 흔히 '약발이 떨어졌다'고 말하는 경우가 그러하다. 단일성분 진통제는 거의 내성이 생기지 않는다고 보지만, 카페인 같은 성분이 함유된 복합성분 진통제라면 이야기가 다르다. 판피린이나 판콜 같이 병에 든 액상 감기약에는 카페인이 들어 있는데, 이 카페인이 내성을 일으키는 대표적인 성분이다. 감기약을 먹고 카페인의 각성 작용으로 몸이 잠깐 괜찮아질 순 있지만 마실수록 약발이 떨어지게 되고 복용량도 점점 늘어나게 된다.

중독의 경우, 약물 조절 능력을 상실하거나 신체적·심리적 부작용, 집착과 갈망 등이 생겨야 해당한다. 한마디로 약을 먹지 않으면 일상생활에 문제가 생긴다는 것인데, 마약성 진통제가 아니라면 일반의약품인 해열·진통제에는 해당하지 않는다. 금단 현상은 약물 중단 시 나타나는 이상 반응을 말하는데 이 역시 해당하지 않는다.

02

피곤하고 몸이 무거울 땐

비타민제

변비약	아스피린	구충제	수면제
타미플루	소화제	파스	알보칠
알레르기	마스크	스테로이드	
☆ 비타민제	소독제	타이레놀	

비타민 C, 너의 이름은?

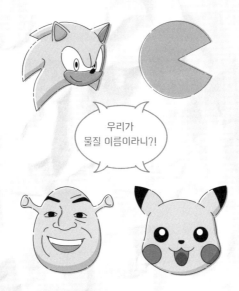

우리가
물질 이름이라니?!

일부 과학자들은 신물질에 엉뚱한 이름을 붙여 어떻게든 대중의 관심을 받고자 했다. 심지어 게임 캐릭터 팩맨이나 소닉, 일본 애니메이션 캐릭터인 피카츄, 미국 애니메이션 캐릭터인 슈렉의 이름을 따오기도 했다. 만일 우리가 자주 보는 비타민 C가 이런 황당한 이름으로 불렸다면 어땠을까?

비타민제는 예나 지금이나 사람들이 많이 찾는 약이다. 피곤하고 몸이 무겁게 느껴진다 싶으면 일단 다들 '비타민이 부족한가?' 하고 생각할 것이다. 비타민은 적은 양으로도 인체 기능을 조절할 수 있는 영양소지만 인체에서 합성되지 않거나 합성돼도 그 양이 매우 적기 때문에 음식이나 영양제로 꼭 섭취해줘야 한다. 비타민제가 없었던 과거에는 식단을 통해 비타민을 직접 공급해야 했다.

오메가-3나 마그네슘에 대해서는 잘 몰라도 비타민이 부족하면 A는 야맹증, B는 각기병, C는 괴혈병, D는 구루병에 걸린다는 내용을 배웠던 기억은 어렴풋이 남아 있을 것이다. 지금이야 익숙하지 않은 병이지만 과거에는 많은 사람들의 목

숨을 잃게 한 위험한 병이었다. 특히 각기병과 괴혈병은 탐험가와 선원들에게 '죽음의 병'이라 불렸다. 각기병은 비타민 B 중 B1인 티아민thiamin이 결핍될 때 나타나는데, 팔과 다리에 신경염이 생기고 다리가 부어오르고 근육이 점점 약해지다가 이내 경련을 일으키며 죽는 무시무시한 병이다. 괴혈병은 비타민 C가 결핍되면 생기는 병으로 쉽게 출혈이 생기고 멍이 잘 생기며 잇몸에서 피가 난다. 과거 탐험가들은 부실한 식단으로 비타민 C를 충분히 섭취하지 못해 극심한 피로감에 시달리다 쓰러지기 일쑤였고, 1500년부터 300년간 약 200만 명의 선원이 괴혈병으로 죽어나갔다. 당시에는 비타민이라는 것이 무엇인지 몰랐고, 과학자들조차 병의 원인이 영양결핍이 아닌 전염병 때문이라는 생각이 일반적이었다.

물론 식단으로 이를 해결한 사례도 있긴 하다. 1747년, 영국 해군 군의관 제임스 린드James Lind가 선원들의 식사에 레몬을 추가함으로써 각기병을 해결했다. 또 다른 사례는 1911년 노르웨이 탐험가 로알 아문센Roald Amundsen과 영국 탐험가 로버트 스콧Robert Scott의 남극점 정복 경쟁에서도 찾을 수 있다. 두 팀의 전략과 준비물, 복장이 서로 너무나 달라 많은 이들의 주목을 받았는데, 몇몇 과학자들은 두 팀의 식단에 더 주목했다. 세련됨을 추구했던 스콧 팀이 통조림으로 포장된 음식, 흰 빵과 버터를 가져갔던 것과 달리, 아문센 팀은 비타민이 충분한 물개고기와 곡류 껍질이 들어 있는 통밀빵, 그리고 베리류로 식단을 구성했다. 덕분에 아문센은 1911년 12월 15일에 남극점에 노르웨이 깃발을 꽂을 수 있었다. 하지만 스콧 팀은 한 달 늦게 남극점에 도착했을뿐더러 괴혈병과 각기병으로 고통받다가 귀환 중 모두 사망했다.

어떤 비타민을 먹는 것이 몸에 더 좋을까?

비타민은 인체의 정상적 신체 기능을 유지하는 데 꼭 필요한 보조 효소다. 신체를 구성하고 면역에 관여하며 근육과 뼈를 구성한다. 상처를 회복시키거나 에너지를 생성하는 역할을 하기도 한다. 이처럼 인체의 전반적인 기능을 관장하기 때문에 탄수화물, 단백질, 지방과 같은 필수영양소로 분류된다.

비타민은 크게 수용성 비타민인 B, C와 지용성 비타민인 A, D, K, E로 나뉜다. 비타민 A는 눈의 건강을 유지한다. 비타민 B는 주로 에너지 대사에 관여하면서 피로회복, 신경·근육통 완화에 도움을 준다. 비타민 C는 대표적인 항산화제로 활성산소에 따른 세포 노화를 방지하고 콜라겐 생성을 촉진한다. 비타민 D는 칼슘 흡수를 도와 뼈를 튼튼하게 해주는 역할을 한다. 햇빛을 받으면 인체에서 합성되지만, 실내 생활에 익숙한 현대인들에게는 특히 부족한 영양소다. 비타민 E 역시 강력한 항산화제이며, 비타민 K는 혈액 응고에 관여하는 인자로 알려져 있다.

"어떤 비타민이 제일 좋나요?"

약국에서 가장 많이 받는 질문 중 하나다. 사실 이런 질문을 받으면 어떻게 대답해야 할지 참 난감하다. 시중에는 엄청나게 많은 조합과 종류의 비타민제가 있고, 비타민 성분만 따져도 여러 가지에다 기능도 제각각이기 때문이다. 개개인마다 어떤 비타민이 필요한지, 각 비타민이 권장 섭취량에 미달하진 않는지 또는 상한 섭취량을 초과하지 않는지 등 일일이 따져봐야 하는 부분도 많다. 요즘같이 불량 식·의약품이 문제가 되는 시대일수록 원료와 공정 과정 또한 잘 살펴봐야 한다. 각 제품의 공정상에 문제는 없는지, 원료가 오염되진 않았는지, 안전성은 어떻고 효능과 함량은 제대로 들었는지 말이다. 게다가 요즘에는 천연 비타민이 좋다, 합성 비타민이 좋다는 말까지 나오고 있다. 여러 가지 알아볼 것이 많아 머리가 아픈 당신을 위해 딱 한마디로 정리해주겠다.

"약 포장에 '일반의약품'이라고 적혀 있는 것을 사세요."

자기 집에 있거나 시중에 판매되고 있는 비타민제를 한번 살펴보자. 현재 시중에 나와 있는 비타민은 크게 '일반의약품'으로 나온 제품과 '건강기능식품'이란 이름으로 판매되고 있다. 약국에 비타민을 먹고 싶지만 무엇을 골라야 할지 모르겠다고 하는 사람들이 오면 나는 일단 일반의약품으로 나온 비타민을 선택하라고 권한다. 그러면 여기서 또 궁금한 점이 생길 것이다.

'왜 하필 일반의약품을 사야 하는 걸까? 일반의약품이든 건강기능식품이든 이름만 다를 뿐, 효능은 다 비슷하지 않을까?'

일반의약품과 건강기능식품의 차이를 모르는 소비자로서 당연히 들 법한 의문이다. 이 이야기는 끝에서 다시 다루도록 하겠다.

우리도 관심이 필요해

비타민 중 가장 유명한 비타민은 단연 비타민 C다. 수많은 비타민 중에서도 비타민 C가 널리 유명해진 까닭은 오랫동안 인체 활력, 피부 생기, 노화 방지, 항산화 효과로 주목받아왔기 때문이다. 단일성분으로도 많이 판매되고 있으며, 심심할 때 입안에 털어 넣는 레모나도 비타민 C가 주성분이고 아이들이 좋아하는 어린이 캔디에도 비타민 C가 들어 있다. 드링크제로 나온 비타 500 같은 음료는 비타민 C 음료로 오래 사랑받아온 박카스를 따라잡고 자양 강장 드링크의 신흥 강자가 됐다. 비타민 C의 효과가 알려지면서 하루 한 알 먹는 비타민 C를 6~8알씩 먹는 일명 메가도스Megadose, 과다 복용요법이 유행하기도 했다. 노벨상을 두 번이나 받은 스타 과학자 라이너스 칼 폴링Linus Carl Pauling도 비타민 C 신봉자로 비타민 C가 암을 치료한다고 믿었다.

그런데 왜 하필 비타민 C라고 부를까? 어떤 화합물이나 원소가 처음 발견되거나 발명되면 나라마다 다른 명명법으로 인한 혼란을 막기 위해 국제적으로 통용되는 국제순수응용화학연합International Union of Pure and Applied Chemistry, IUPAC 명명법에 따라 두사, 모체, 접미사로 화학 구조를 표현하는 이름을 만든다. 그렇게 만들어진 비타민 C의 IUPAC 이름은 (2R)-2-[(1S)-1,2-dihydroxyethyl]-3,4-dihydroxy-2H-furan-5-one이다. 이렇게 긴 이름을 기억하는 사람이 과연 있을까? 너무 길고 복잡한 이름 탓에 보통 관용명을 대신 사용한다. 우리가 익히 아는 비타민 C가 그런 관용명 중 하나다. 쉽게 말해 본명보다 더 많이 쓰이는 별명인 셈이다. 이 별명은 화학적 특징이나 발견된 지리명, 분리된 식물, 동물종 이름에서 짓거나 발견자 이름을 넣는 등 최대한 합리적인 선에서 짓는다. 그렇다면 비타민 C라는 별명은 어디서 나온 것일까? 다소 허무한 이유인데, 단지 비타민 중 세 번째로 발견돼서 붙여진 별명이다. 또 비타민에 대해 조금이라도 아는 사람이라면 비타민 C가 아스코르브산ascorbic acid이라는 이름으로도 불린다는 것과 아스코르브ascorbic가 '괴혈병을 막는다as+scurvy'라는 의미를 가지고 있다는 사실도 알고 있으리라 생각한다.

신물질을 발견한 과학자들은 자신이 발견한 신물질이 사람들에게 중요하고 놀라운 물질로서 알려지기를 바란다. 그렇게 많은 신물질들이 학계에 혜성처럼 등장해서 화려한 데뷔를 꿈꾸지만 정작 놀라운 효능과 특징으로 스포트라이트를 받고 일약 스타 반열에 오르는 물질은 극소수에 불과하다. 대부분의 신물질은 그 빛조차 받지 못한 채 사람들에게 잊히고 만다. 어떻게든 대중의 관심을 받고자 혈안이 된 과학자들은 사람들의 시선을 끌기 위해 또는 자포자기한 심정으로, 아니면 그냥 장난으로, 개인 취향으로 신물질에 엉뚱한 이름을 붙여주기도 했다.

그중 유명한 사례가 하나 있다. 바로 네틀턴Nettleton 박사의 항암제 작명법이다. 운이 좋게도 그녀는 암세포를 억제하는 안트라사이클린anthracycline계 항암제를 여러 개 발견했다. 열정적인 오페라 팬이었던 그녀는 일련의 항암제 이름을 전부 지아코모 푸치니Giacomo Puccini의 오페라 〈라 보엠〉의 등장인물 이름으로 지었다. 알신도로마이신alcindoromycin, 콜리네마이신collinemycin, 미미마이신mimimycin, 무제타마이신musettamycin, 마르첼로마이신^{marcellomycin}, 루돌포마이신^{rudolphomycin} 등이 모두 오페라의 등장인물이자 그녀가 붙인 항암제 이름이다. 신약물의 이름이 너무 이상하면 보통 논문을 싣는 과정에서 논문지 편집자가 물질의 이름을 좀 더 납득이 가는 이름으로 수정할 것을 권고하기도 한다. 그런데 그녀의 논문이 크리스마스가 있는 12월에 작성됐다는 점, 오페라 〈라 보엠〉의 1장이 크리스마스 장면으로 시작하는 점 때문에 편집자가 이 이름의 등재를 눈감아줬다고 한다. 아마도 그 역시 푸치니 오페라의 팬이었던 것이 아닐까 추측해본다.

그 외에도 게임과 만화에서 따온 희한한 이름도 있다. 헤모글로빈 대체 물질 중 하나인 팩맨포르피린^{pacman porphyrin}은 게임 캐릭터 팩맨을 닮았다는 이유로 지어졌다. 변성 단백질 중에는 소닉헤지호그^{sonic hedgehog}라는 단백질이 있는데, 이 이름 역시 게임 캐릭터로 등장하는 소닉의 이름을 따왔다. 망막 단백질 이름 중 하나인 피카츄린^{pikachurin}은 일본 애니메이션 〈포켓몬스터〉의 대표 캐릭터인 피카츄에서 따왔으며, 미국 애니메이션 캐릭터인 슈렉의 이름을 딴 슈렉스토프^{schrekstoff}라는 화학 물질도 있다.

가장 눈에 띄는 것은 역시 상스러운 말에서 유래한 이름이다. 들어보면 이런 이름을 어떻게 관용명으로 채택했는지 의문이 들 정도다. 비타민 B13인 오로트산^{orotic acid}는 에로틱산

erotic acid이라고도 불리는데, 이름과 달리 최음제와는 아무 관련이 없다. 그중에도 단연 압도적인 이름은 애솔arsole이라는 물질이다. 비소arsenic를 포함하는 오각형 물질인 애솔은 발음이 머저리를 뜻하는 애스홀Asshole과 비슷하다.

약국에서 파는 약들에서도 특이한 이름을 찾을 수 있다. 구토 방지약으로 쓰이는 돔페리돈domperidone은 샴페인 이름과 닮았고, 감기약에 들어 있는 벨라돈나belladonna는 스페인어로 '아름다운 여성'을 의미한다. 옛날 여성들이 눈동자를 크게 보이게 하기 위해 눈에 넣었다는 이야기에서 유래돼 붙여진 이름이다. 이러한 물질들은 독특한 이름과는 달리 화합물 자체는 그다지 유명한 물질이 아니라서 자주 마주칠 일은 없다. 비타민 C 같이 우리가 자주 보는 물질이 저런 황당한 이름을 갖지 않아 다행인 듯하지만, 사실은 실제로 그런 일이 생길 뻔했었다.

농담처럼 발견한 비타민 C

"센트죄르지 교수님, 새로운 이름은 정하셨습니까? 이번엔 정말 제대로 된 이름을 만드셔야 합니다. 안 그러면 편집자가 가만두지 않을 거예요."

"걱정하지 말게. 안 그래도 지금 막 번뜩이는 아이디어가 떠올랐어. 음, 일단 당이니까 뒤에 '‑ose'를 접미사로 붙이고, '신만이 아신다'라는 뜻에서 갓노스god knows, godnose 어떤가?"

"아, 제발요."

그의 조수는 인상을 찡그렸다. 언어유희의 달인인 이 헝가리 출신의 과학자 알베르토 센트죄르지Albert Szent-Györgyi는 그야말로 괴짜였다. 이미 그는 논문 편집자에게서 화합물의 이름이 농담 같으니 넣기 곤란하다며 퇴짜를 받은 상태였다. 그때 퇴짜받은 첫 번째 이름은 '무시'를 뜻하는 이그노어Ignore에서 유래한 이그노스ignose였다. 얼마나 하찮기에 이름마저 '무시할 만한 당'인 것일까?

비타민 A, B가 차례로 발견된 후 세 번째 비타민의 발견은 과학자들에게 제3의 남극점이었다. 모두가 비타민 C 발견에 혈안이 됐던 1928년, 센트죄르지는 한 신물질을 발견했다. 이 물질은 순무에서 추출됐는데, 항산화 효과가 매우 뛰어났으며 탄소carbon 여섯 개로 이뤄진 물질이었다. 오늘날 우리가 알고 있는 비타민 C였다. 하지만 그는 이 물질이 단순히 항산화 효과가 조금 있는 포도당의 한 종류라고 생각했다. 포도당도 탄소를 여섯 개 가지고 있었기 때문이다. 그래서 그의 동료인 프레더릭 홉킨스Frederick Hopkins가 이 물질을 논문에 올리자고 권유했을 때도 센트죄르지는 시큰둥한 반응을 보였다. 거듭된 홉킨스의 재촉에 귀찮아진 그는 이 물질의 이름을 '이그노스'와 '갓노스'로 지었다. 다행히 〈생화학저널The Biochemical Journal〉 지의 편집자가 그의 장난을 단호히 거절했고, 덕분에 신물질의 이름은 여섯 개의 탄소를 가지고 있다는 의미로 헥수론산hexuronic acid이라는 그나마 정상적인 이름으로 등재가 됐다.

그 후 놀라운 반전이 일어났다. 연구를 통해서 헥수론산이 괴혈병을 막는, 심지어 모두가 찾던 비타민 C였다는 사실이 밝혀진 것이다. 보잘것없어 보였던 신물질이 알고 보니 엄청난 재능을 가진 신동이었던 셈이다. 센트죄르지는 후에 헥수론산이란 이름을 버리고 괴혈병을 막는다는 의미의 아스코르브산으로 이름을 바꿨다. 그는 비타민 C를 발견한 공으로 1937년 노벨상을 받았고, 후에 비타민 C에 우스꽝스러운 이름을 붙이지 않은 점을 매우 다행이라 여겼다.

여담으로 비타민 C가 널리 쓰일 수 있었던 것도 그의 괴짜 다움이 한몫했다. 신물질을 발견한 다음으로 중요한 일은 대량생산을 위해 순도가 높은 물질을 추출하는 방법을 찾는 것이었다. 초기에 사용했던 레몬과 라임에는 당이 많아서 순수한 비타민 C 추출이 어려웠다. 새로운 추출 대상을 찾던 중 그는 집에서 가져온 파프리카로 실험하기 시작했다. 사실은 매일 저녁 아내가 차려주는 식탁에 올라오는 파프리카가 먹기 싫어서 실험대상으로 가져온 것뿐이었는데, 우연히도 파프리카에서 순도 높은 비타민 C를 추출할 수 있었다.

고작 이름 하나를 얻기 위해

．

다시 일반의약품과 건강기능식품에 대해 이야기해보자. 의약품은 사람의 질병을 진단·치료·처리·경감·예방하는 목적으로 사용하는 약을 말한다. 그래서 일반의약품의 뒷면을 자세히 살펴보면 효능·효과가 자세히 적혀 있고, 'ㅇㅇ의 예방 및 치료'라는 문구를 사용하고 있다. 일반의약품이 이 문구를 기재할 수 있다는 점은 매우 중요하다. 실제로 예방·치료 효과가 있다는 것을 의미하기 때문이다.

반면 건강기능식품은 약이 아닌 식품으로서 '인체에 유효한 원료나 성분을 사용해 제조한 식품'을 말한다. 약이 아니라 식품이기 때문에 일반의약품처럼 효능·효과나 예방·치료라는 단어를 사용할 수 없다. 실제로 건강기능식품 뒷면을 보면 영양·기능 정보가 적혀 있으며, 'ㅇㅇ에 필요', 'ㅇㅇ 발생 위험 감소에 도움을 줌', 'ㅇㅇ에 도움을 줄 수 있음'이라는 문구를 사용하고 있다. 실제 예방·치료 효과가 있다는 것을 말하지 않고, 이 성분이 단지 이런 기능을 한다는 것을 알려 줄 뿐이다.

어떤 물건을 사든 광고를 보든 말장난을 조심해야 한다. 우리나라 식품의약품안전처는 일반의약품과 건강기능식품 모두 엄격한 관리기준을 적용하는데, '표시 광고 문구' 또한 그중 하나다. 예를 들어 홍삼 건강기능식품을 판매할 경우 '면역력 증진·피로 개선·혈소판 응집억제를 통한 혈액 흐름, 기억력 개선, 항산화에 도움을 줄 수 있음'을 내용으로 표시·광고해야 하며, '면역력 증진에 효능·효과가 있다'라는 표현은 사용할 수 없다. 해당 문구로 인해 의약품으로 오인할 여지가 있기 때문이다. '도움을 줄 수 있음'이란 표현은 좋게 말하면 '도움을 받을 수 있다'이지만, 나쁘게 말하면 '도움이 안될 수도 있다'라는 의미이기도 해서, '○○ 예방 및 치료'라는 말이 더 효과적이고 검증됐다는 사실을 의미한다고 생각하면 이해하기 쉬울 것이다. 하지만 일반인 입장에서는 이런 차이를 알아내기가 쉽지 않다.

제품을 신고하고 허가받는 과정에도 차이가 있다. 일반의약품의 경우 건강기능식품보다 훨씬 더 많은 실험을 거쳐야 하고 훨씬 더 많은 안전검사결과를 제출해야 한다. 예를 들어 건강기능식품의 경우 일반의약품처럼 안전성 관련 자료는 제출하지만 독성 관련 자료, 약리 작용, 임상시험성적, 생물학적 동등성 시험, 함량 관련 실험은 하지 않아도 된다. 공정 과정 허가도 훨씬 까다롭다. 모든 의약품 생산 시설은 우수의약품제조관리기준_{Good Manufacturing Practice, GMP}라고 해서 우수의약품을 제조하기 위해 원료 구입부터 제조, 출하까지 모든 과정에 필요한 관리기준 규정을 따라야 하고 주기적으로 갱신을 받아야 한다. 가령 생산 시설에는 "1세제곱미터 공간의 공기에 몇 마이크로미터 이하 부유물이 몇 개 이하로 있어야 한다"와 같은 굉장히 까다로운 규정들을 확인받아야 한다. 하지만 건강기능식품의 경우 이 GMP가 예전에는 권고사항이어서, 기준 미달의 시설들에서 생산된 불량 식품들이 시장에 출하돼 문제가 된 적도 있다. 그 후 법이 바뀌어 GMP가 실적에 따라 단계적 의무사항으로 전환됐다. 현재 매출액 10억 이상인 생산시설만 의무이며, 10억 이하인 시설에서는 아직 권고사항이다.

한마디로 정리하자면, 우리가 찾고 있는 '좋은 비타민제'가 갖춰야 할 조건인 유효성, 안전성, 품질 등 모든 면에서 건강기능식품보다는 일반의약품이 훨씬 뛰어나고, 효과 면에서도 확실하다. 약사들과 제약업계 종사자들이야 일반의약품과 건강기능식품의 차이, 그리고 한 제품이 일반의약품이라는 이름을 붙이기 위해서 얼마나 많은 시간과 노력, 예산을 들였는지 잘 알고 있지만, 소비자 입장에서는 건강기능식품이나 일반의약품이나, 캡슐로 먹으나 정제로 먹으나 그저 다 똑같은 '약'이라는 생각이 일반적일 수밖에 없으니 안타까울 다름이다.

예전에는 건강기능식품이었던 비타민제들이 앞다퉈 일반의약품이란 이름을 얻기 위해 많은 투자와 실험을 했다. 그러나 최근에는 오히려 일반의약품에서 건강기능식품으로 전환하는 비타민제들이 많아졌다. 그 이유는 건강기능식품으로 전환하면 각종 규제와 의무와 책임을 덜 질 수 있고, 제품도 더 많이, 심지어 저비용으로 생산할 수 있기 때문이다. 제약계도 알고 있다. 많은 시간과 비용을 지불해 복잡한 과정을 거쳐 일반의약품이란 이름을 얻느니, 건강기능식품이 돼서 남은 비용으로 광고에 유명 연예인을 출연시키거나 홈쇼핑에서 현란한 말솜씨의 쇼핑호스트를 고용하는 것이 대중에게 더 잘 먹힌다는 사실을 말이다.

우리가 볼 때는 그냥 이름일 뿐이겠지만, 비타민이 일반의약품으로 판매된다는 것에는 크게 두 가지 의미가 있다. 하나는 정부가 유효성과 안전성, 품질을 훨씬 더 까다로운 기준을 통해 보증한다는 의미이고, 나머지 하나는 비타민이 인체에 그만큼 없어선 안 될 중요한 영양소라는 것이다.

비타민제,
이렇게 복용하세요

⊕ 비타민이 부족한 현대인들

비타민이 인체에 필요한 영양소인 것은 분명한 사실이다. 하지만 부족함 없이 먹는 현대 사회에서, 적게 먹는 것보다 많이 먹는 것이 문제인 시대에 과연 '비타민이 필요한 것인가'에 대한 의문이 생긴다.

하지만 국민건강통계 자료에 따르면, 2017년 기준 우리나라 인구 절반이 넘는 77.4퍼센트가 비타민 A를 부족하게 먹고 있으며 비타민 B1인 티아민은 25.1퍼센트가 부족하게 먹고 있다. 잘 알려진 비타민 C조차도 71.1퍼센트의 인구가 부족한 편에 속했다.

이 수치는 놀랍게도 계속해서 증가하고 있다. 비만 인구가 계속 증가하는데 영양소는 부족해지는 이런 아이러니한 결과는 현대인들이 얼마나 식이섬유와 비타민을 포함한 각종 영양소를 부족하게 먹고 있는지를, 가공되고 정제되고, 맵고 짜고 달고 자극적인 음식만을 먹고 있는지를 알려준다.

⊕ 좋은 약도 많이 먹으면 탈나기 마련

비타민을 부족하게 먹는 것도 문제지만 많이 먹는 것도 문제가 된다. 최근 유행하는 메가도스요법이 그러하다. 메가도스요법이라고 하면 가장 먼저 떠오르는 사람은 미국 과학자 라이너스 칼 폴링이다. 노벨상을 두 번이나 수상하며 일약 스타 과학자가 된 폴링은 말년에 주식에 빠진 아이작 뉴턴Isaac Newton처럼 간혹 천재들이 보여주는 기행을 보여줬다. 보통 비타민 C 하루 권장량은 1그램인데, 권장 섭취량을 훨씬 넘는 6~10그램의 비타민 C를 복용하면 암도 치료하고 감기도 낫고 장수까지 할 수 있다며 비타민 C 메가도스요법을 널리 알렸다. 아이러니하게도 정작 본인은 전립선암으로 사망했다. 아무리 비타민 메가도스요법이 효과가 있다고 한들, 비타민 섭취로 인한 인체 기능 활성화, 컨디션 회복으로 인한 인체 자체적인 치유 효과로 봐야 한다.

현재 세계보건기구World Health Organization, WHO는 비타민 C 섭취를 하루 65~90밀리그램 정도로 권장한다. 오렌지 한 개로 충분히 보충할 수 있는 양(70밀리그램)이며, 딸기, 베리류, 파인애플 한 컵 분량에는 비타민 C가 85밀리그램 정도 들어 있다. 다만 과량 섭취 시 설사나 복통, 구역질 등을 겪을 수 있어 주의해야 한다.

⊕ 나에게 맞는 비타민 찾기

우리가 비타민을 섭취하려는 가장 큰 이유는 아마 피곤함 때문일 것이다. 그럴 때는 에너지 대사에 관여하는 비타민 B군이 들어간 기능성 비타민제를 권한다.

다이어트를 하는 사람들은 식이를 제한해서 비타민이 부족한 경우가 많은데, 이때는 에너지 대사에 관여하는 비타민 B, 그리고 피부 콜라겐 생성에 관여하는 비타민 C를 함께 복용해 급격한 체중 감소와 활성 산소로 인한 피부 노화를 방지하는 것이 좋다.

사무실이나 교실에서 오랫동안 앉아서 일하고 공부하는 직장인과 학생들에게는 비타민 D를 추천한다. 비타민 D는 햇빛을 받으면 인체에서 합성되는데, 실내에서 오래 있다 보면 햇빛을 충분히 받지 못해 체내에 비타민 D가 부족해질 수 있기 때문이다. 또 오랫동안 모니터와 책을 봐서 눈이 피로하다면 비타민 A가 도움이 되며, 피부 트러블이 있는 경우에도 좋다.

의외로 많은 사람이 모르는 '우리가 비타민이 부족한 이유'가 있다. 바로 장기적인 약물 복용이다. 특히 3대 대사성 질환인 고혈압, 고지혈증, 당뇨병 환자들의 경우 같은 약을 몇 개월에서 몇 년씩 장기간 복용한다. 물론 이런 약들은 몸 상태를 유지하기 위해 반드시 오래 복용해야만 하지만, 오히려 이런 약들로 인해 비타민과 미네랄이 빠져나가기도 한다. 이를 드럭 머거^{Drug Mugger}라고도 하는데, 질병 치료를 위해 먹는 약물이 우리 몸의 필수영양소를 고갈시킨다는 뜻이다. 당뇨약은 비타민 B9를, 혈압약은 비타민 D를, 위장약은 비타민 B12를 고갈시키므로 이러한 약들을 챙겨 먹는 사람들은 부족한 해당 영양소를 따로 보충해주길 바란다.

03

과식하는 현대인의 필수품

소화제

변비약	아스피린	구충제	수면제
타미플루	소화제	파스	알보칠
알레르기	마스크	스테로이드	
비타민제	소독제	타이레놀	

외로워서 슬퍼서 나는 먹는다

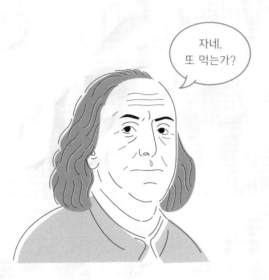

자네,
또 먹는가?

미국에서 가장 다재다능한 인물로 손꼽히는 벤저민 프랭클린은 "인류는 일반적으로 자연이 요구한 양의 2배 이상을 먹고 있다"고 말했다. 생존을 위해서일까? 아니, 허기진 마음을 채우기 위해서다. 필요 이상으로 먹고 체하는 일도 잦아진 현대인들에게 소화제는 이제 없어선 안 되는 필수품이 됐다.

2018년 출간한 《죽고 싶지만 떡볶이는 먹고 싶어》는 출간되자마자 많은 사랑을 받아 베스트셀러가 됐다. 처음 이 도서명을 봤을 때 마치 내 이야기를 써놓은 것처럼 느껴졌다. 슬픔에 빠져 있는 저자가 우울한 얼굴로 떡볶이를 먹고 있는 모순적인 모습이 왠지 모르게 공감이 갔다.

스트레스를 받거나 기분이 우울해지면 먹는 것으로 해결하는 사람은 비단 나뿐만이 아닐 것이다. 연인과 헤어지고 나서 침대에 앉아 커다란 아이스크림 통을 들고 숟가락으로 퍼먹거나, 스트레스를 풀기 위해 닭발같이 매운 음식과 술을 미친 듯이 먹고 마시는 등 실제로 많은 사람이 마음 한편에 자리잡고 있는 슬픔, 분노, 우울 같은 어두운 부분을 뭔가를 먹음으로써 잠시나마 잊고 일종의 위안을 찾고자 한다. 어쩌면 우리는 '죽을 때 죽더라도 떡볶이는 먹겠다'가 아니라 정확히 말하자면 '죽고 싶다는 감정에서 벗어나기 위해 떡볶이가 먹고 싶어진 것'이 아닐까.

마음의 허기를 음식으로 채울 수 있을까?

인지행동심리치료사인 캐런 R. 쾨닝Karen R. Koenig은 인간의 먹는 행위가 감정과 깊은 관계가 있다고 설명했다. 아이가 태어나서 처음으로 먹는 것은 보통 어머니의 품에서 마신 모유다. 엄마는 아이에게 젖을 물리고 아이를 따뜻하게 보살피고, 아이는 엄마에게 보호를 받으며 만족과 행복, 정서적 유대를 느낀다. 그렇게 아이의 기억에는 식사 시간이 누군가와 연결되고 누군가에게 보호받는 따뜻한 시간으로 각인된다. 다시 말해 우리는 스트레스를 받고 슬프고 불안정하고 우울할 때마다 아주 오래전에 각인됐던 그 습관을 통해 마음의 위안을 찾고자 하는 것이다.

요즘은 '먼 타지에서 자취생활을 시작해서', '출근시간이 일러서', '점심시간마저 낼 시간이 없어서'와 같은 각자의 이유로 혼자 밥을 먹는 일명 '혼밥족'이 많아졌다. 나 역시 중학생

때까지만 해도 가족들과 아침식사를 함께하며 오늘 할 일을 묻고 도란도란 이야기 나누곤 했는데, 지금은 가족들과 밥을 함께 먹지도 않는다. 우리에게 있어 식사는 이제 허기를 달래고 필요한 영양분을 공급받는 활동에 지나지 않게 됐고, 더 이상 식사를 통해 연결됨, 유대, 대화, 모성애, 우정, 감사 등과 같은 정서적 양분을 제공받을 수 없게 됐다. 그래서 우리는 과거보다 정서적 결핍을 자주 경험하게 됐고, 그럴 때마다 가장 원초적인 행위인 '먹는 행위'를 통해 이러한 결핍을 해결하려 한다. 밥을 먹음으로써 이를 채우고자 하지만 아무리 먹는들 마음의 허기는 쉽게 채워지지 않는다. 그러다 보면 결국 '과식'으로 이어지고 만다. 이것이 섭식장애 환자들이 꾸준하게 증가하는 이유다.

미국에서 가장 다재다능한 인물이자 100달러 지폐에 그려져 있는 벤저민 프랭클린Benjamin Franklin은 "인류는 일반적으로 자연이 요구한 양의 2배 이상을 먹고 있다"고 했다. 현대인들은 분명 이전보다 훨씬 많이 먹고 있다. 인류 역사를 통틀어 동시에 이렇게 많은 인구가, 이렇게 많은 양을 먹었던 시절은 없었다. 덕분에 인류는 전 세계적으로 과식과 폭식 같은 섭식장애, 그로 인한 비만, 당뇨, 고혈압, 고지혈증 같은 새로운 위기에 직면하게 됐다. 그중 섭식장애는 비정상적으로 음식을 섭취하는 것을 말하는데, 일반적으로 신경성 식욕부진증, 신경성 대식증, 폭식장애 또는 이 세 가지가 서로 중복돼 나타난다. '나는 상관없는 이야기겠지'라고 생각하는 사람들이 많겠지만, 사실 우리 모두 섭식장애를 어느 정도 가지고 있다. 곧 다가올 여름을 위해 오늘부터 다이어트를 외치며 음식을 먹지 않거나, 회사 업무로 인해 쌓인 스트레스 때문에 배가 터질 때까지 먹고 마신 적이 이미 있지 않은가?

다시 한 번 분명히 짚고 넘어가야 할 점은 '뭔가를 먹는다'는 행위는 이제 생존을 위한 영양소 섭취 그 이상의 무언가를 얻기 위한 행위로 바뀌었다는 점이다. 이는 곧 사람들이 필요 이상으로 음식을 채워 넣는 원인이 됐다.

위장, 너무 믿다간 탈난다

사람들은 눈앞에 있는 음식에는 많은 관심을 가지지만 정작 입으로 들어간 이후로는 별 관심이 없다. 그저 '영양분은 흡수되고 남은 찌꺼기는 변으로 나오겠거니' 정도로만 생각한다.

맞는 말이다. 인간의 정신이 먹을 것을 탐닉하고 쾌감을 느낀 후에는 소화기관이 남은 음식 뒤처리를 한다. 이때부터는 영양소와 수분을 얼마나 소화하고 흡수할 수 있는지, 남은 찌꺼기를 제대로 처리할 수 있는지가 중요한 문제다. 이 일거리들을 별 탈 없이 분해하고 소화하고 배설해내기 위해 소화기관은 근육을 움직이는 연동운동으로 음식을 부지런히 옮기고, 여러 소화 효소를 동원해 탄수화물, 지방, 단백질을 작은 분자로 쪼갠다. 하지만 인간의 소화력은 우리가 밥을 먹는 동안의 요란스러움에 비하면 한없이 겸손하다. 소화관의 길이는 약 12미터에 달할 정도로 길다. 우리가 먹은 음식은 이 긴 통로를 1분에 2.5센티미터씩 천천히 지나간다. 음식을 먹으면 곧바로 변의를 느끼는 사람도 있겠지만, 음식물은 생각보다 훨씬 우리 몸속에 오래 머물다 나온다. 먹은 음식이 입에서 항문으로 나오기까지 남자는 대략 55시간, 여자는 72시간이 걸린다.

인류 역사를 되짚어보면 우리는 '기아의 역사'를 살아왔다고 말해도 무방할 것이다. 먹을 것은 항상 부족했고, 먹을 것을 구하기 위해 집을 나서면 언제 돌아올지도 알 수 없었다. 그래서 소화기관은 적은 양의 음식에서도 영양분을 알뜰하게 흡수해 육체가 생존할 수 있도록 진화했다. 음식의 영양분을 최대한 효율적으로 흡수하기 위해 많은 종류의 소화 효소를 분비하고 천천히 움직여 소화되는 시간을 늘렸다.

그러나 근래에 들어 우리는 이전과 전혀 다른 양상의 식습관을 가지게 됐다. 더 많은 양의 음식을 더 자주, 빠르게 위장으로 넣고 있으며 이전에 많이 접해본 적 없는 온갖 화학조미료와 열량만 가득한 음식들을 섭취하고 있다. 자극적이고 영양학적으로도 형편없는 음식을 먹는 이러한 식습관이 현재의 소화 기관에게는 익숙하지 않은 탓에 결국 위장과 소화 효소의 능력 한계로 우리는 자주 탈이 난다. 이때 우리가 찾는 약이 바로 소화제다. 감기약과 더불어 약국에서 제일 많이 팔리는 약 중 하나이기도 하다.

끊임없이 소비하는 사람들

소화제가 분명 약국의 효자 물품이긴 하지만, 한편으로는 과식에 익숙해져 너무나 가볍게 소화제를 찾는 현대인들의 모습을 볼 때면 안타깝기도 하다.

나 역시 어릴 때 과식으로 체하거나 복통에 시달린 적이 많아서 소화제를 거의 달고 지냈다. 정말 바보 같은 것은 과식을 하고 소화제를 먹고 또다시 과식하는 섭식장애가 꽤 오랫동안 반복됐다는 점이다. 지금 돌이켜보면 그것은 단순히 건강의 문제가 아닌 감정의 문제였다. 섭식장애를 일으키는 일곱 가지 감정이 있다. 죄책감, 수치심, 무력감, 불안감, 실망감, 혼란 그리고 외로움. 나는 어린 시절 학업 스트레스와 우울감으로 배가 부를 때까지 과식을 하며 거짓 위안을 얻곤 했다. 그리고 이 우울과 과식은 멈추지 않고 나이가 들어서도 계속됐다. '만일 부정적인 감정으로부터 나 자신을 보호했더라면 어땠을까? 아니면 다른 방식으로라도 나에게 결핍된 무언가를 채웠다면 어땠을까?' 하는 괜한 후회가 든다.

우리 몸은 우리가 필요 이상으로 많이 먹을 경우 어떻게든 우리에게 말하려 한다. '포만감'으로 표현하기도 하고, '복통이나 더부룩함'이나 장기적으로는 '허리둘레를 늘리는 뱃살'로 대신 말하기도 한다. 하지만 우리는 몸이 말하는 경고를 자주 무시한다. 단순히 소화제로 해결하려 하고 배 터지게 먹고 비우고 다시 채우는 행동을 반복한다.

이제 우리에게 과식은 하나의 문화로 자리잡았다. 《과식의 심리학》의 저자 키마 카길^{Kima Cargill} 교수는 한국 유튜브에서 유래돼 전 세계적으로 퍼져나간 '먹방(음식 먹는 방송)'에 관심을 가졌다. 자신이 아닌 남이 먹는 음식 영상을, 그것도 일반인이 절대 먹지 못하는 엄청난 양의 음식을 끊임없이 입안에 집어넣는 영상을 도대체 무슨 이유로 사람들이 보는 것인지 궁금했다. 카길 교수는 사람들이 과식에 끌리는 이유에 대해 "존재의 결핍을 느끼는 현대인들이 대중과 사회와의 접점을 찾기 위함"이라고 설명했다.

현대인은 물질적으로는 충만하지만 내적으로는 고립되고

외로우며 존재의 이유와 삶의 가치를 상실했다고 느끼고 있다. 그래서 그들은 누군가와 연결돼 있고 어딘가에 속해 있다는 느낌을 받기 위해 먹는 영상에 빠져든다. 내가 실제로 먹든 안 먹든 상관없다. 중요한 것은 이 영상을 보는 행위만으로도 누군가와 함께 먹고 함께 있다는 느낌이 든다는 것이다. 먹방 시청은 어찌 보면 나 홀로 과식만큼이나 애처로운 일이라 볼 수 있지 않을까?

"우리는 이처럼 많은 것을 세우고 축적했음에도 다른 한편으로는 허무함을 느낀다. 허무에 대한 열정으로 지금처럼 고통받았던 적이 또 있었는가?"

프랑스 철학자 질 리포베츠키Gilles Lipovetsky의 말이다. 그는 현재 '과소비사회'라는 새로운 사회 형태가 도래했다며, 그에 속한 소비자를 뜻하는 소비 인간Homo consumericus의 문제점을 지적했다. 단순히 물건의 가치만을 소비하거나 타인에게 사회적 지위를 과시하기 위한 과거의 소비에서 벗어나 사람들은 이제 그 이상의 욕구를 충족하기 위해 소비하고 있다. 이러한 소비사회는 인류의 평균 생활 수준을 비약적으로 발전시킨 동시에, 소비사회가 전달하는 '욕구를 자극하는 분위기', '행복을 보여주는 광고', '화려한 이미지' 등을 통해 우리를 점차 '생산하는 인간'에서 '소비하는 인간'으로 변하게 만들었다. 마찬가지로 우리 식습관도 더 이상 살기 위해서가 아니라 영양소 이상의 가치, 즉 쾌락, 만족감, 안정, 존재감 등을 느끼기 위해 먹는 것으로 바꿔놓았다.

마음의 허기를 채울 수 없는 우리 인간 때문에 결국 소비사회는 과소비사회가 됐고 식습관조차 과식하는 사회로 바뀌고 말았다. 우리 내면의 결핍을 채울 수 있는 무언가를 발견하지 못한다면 끊임없이 소비하고 먹는 일상은 결코 끝나지 않을 것이다.

소화제,
이렇게 복용하세요

✚ 소화제라고 다 같은 소화제일까?

사람들은 배탈이 나거나 복통이 있거나 가스가 차서 더부룩할 때 먹는 약을 모두 '소화제'라고 부른다. 그래서 많은 사람이 배가 아프면 무작정 약국에 가서 "소화제 주세요"라고 한다. 하지만 우리가 복통을 경험하는 이유는 과식, 급체, 소화 효소 부족, 장 연동운동 장애, 설사, 위경련, 위산분비 등 생각보다 다양하다. 같은 이유로 복통을 완화하는 약도 단순히 소화 효소제만이 아닌 다른 기전의 약도 많다.

약국을 방문한 환자가 "소화제 주세요"라고 대뜸 말하면 약사는 환자에게 어쩔 수 없이 "과식하셨어요? 전날 뭘 드셨나요? 속이 어떻게 아프세요? 설사하시나요?"와 같은 여러 질문을 던질 수밖에 없다. 증상에 따른 원인을 찾고, 그 원인에 맞는 약물을 처방해야 하기 때문이다. 배가 아프니 아무 소화제나 먹겠다고 하는 것은 119에 전화해서 아무 설명도 없이 "살려주세요"라고 말하는 것과 같다. 그러니 약국에 가면 항상 증상과 통증의 정도를 상세하게 말해주는 것이 좋다. 정확하게 말할수록 적합한 약을 처방받을 수 있다.

➕ 증상에 따른 소화제 종류

가장 먼저 일반적으로 약국에서 파는 알약 소화제는 우리가 잘 알고 있는 훼스탈, 베아제 등으로 대부분 소화 효소제다. 과식과 소화 효소 부족으로 인한 소화불량에 효과적이다. 소화 효소제의 원리는 간단하다. 위장이 만들어낸 소화 효소를 외부에서 추가로 공급해 음식물의 분해와 소화를 돕는 일꾼을 더 들이는 방식이다. 판크레아틴pancreatin, 리파아제lipase, 비오디아스타제biodiastase, 프로자임prozyme, 판프로신panprosin 등 탄수화물, 단백질, 지방의 분해 작용을 하는 효소들이 들어 있다. 속이 아픈데 위산 과다 분비로 쓰린 쪽에 가깝다면 소화 효소제보다는 제산제인 겔포스, 트리겔, 개비스콘, 알마겔이나 위산분비억제제인 파미딘정이 더 효과적이다.

가스가 많이 생성돼 속이 더부룩하고 복부가 팽만한 느낌이 들 때는 가스제거제인 까스앤프리를 사용하는 것이 좋은데, 보통 시메티콘simethicone이나 디메티콘dimethicone이 들어간 약을 처방한다. 가스

제거제는 더부룩한 속을 달랠 때도 복용하지만 위내시경을 할 때도 복용한다. 위내시경을 하기 전에 가스를 제거하는 목적으로 먹는 약이 시메티콘이다.

과식 후 설사나 묽은 변이 나올 경우 정장제인 락토딘캡슐을 주기도 한다. 정장제에는 우리가 영양제로도 먹는 유산균이 들어 있다. 장내에 서식하는 유해균의 증식을 유산균이 막아줘서 설사와 복통을 줄일 수 있다. 설사를 하면서 배가 아프다면 지사제인 로페리놀에스캡슐, 로이디펜캡슐, 자이드캡슐을 고려해볼 수도 있다. 지사제에는 베르베린berberine, 니푸록사지드nifuroxazide 같이 유해 성분을 흡착시키는 성분이나 복통을 줄여주는 성분인 스코폴리아scopolia, 항균 작용을 하는 아크리놀acrinol 등이 있다.

마시는 소화제 역시 빠뜨릴 수 없는데, 우리가 익히 잘 알고 있는 까스활명수, 생록천, 베나치오 등은 감초, 계피, 회향, 정향 등 생약 성분이 들어간 소화제다. 이 생약들은 한방학에서 체기가 있을 때 소화를 도와준다고 알려져 있으며 마시는 소화제와 알약 소화제를 함께 복용하면 효과가 좋다. 속이 메슥거리고 구토감이 있으면 돔페리돈 성분의 멕시롱액을 처방하기도 한다.

✚ 부채표 까스활명수

까스활명수는 가장 유명한 마시는 소화제다. 비슷한 성분의 소화제가 많지만 '소화제' 하면 역시 까스활명수라 할 정도로 인지도가 높다. "부채표가 없는 것은 활명수가 아닙니다"라는 마케팅 덕분에 지금도 소화제를 찾는 어르신 중에는 부채표를 달라고 하기도 하고, 소화제를 구매한 후 부채표를 확인하는 분들도 있다.

활명수는 '생명을 살리는 물'이라는 뜻이다. 사실 소화제라고 하기에는 다소 거창해 보이기도 하지만, 과거 조선시대에는 급체나 토사곽란(토하고 설사하며 배가 심하게 아픈 증상)으로 사망하는 사람이 많아 왕들이 마시는 귀한 약 중 하나였다. 그런 점에서 보면 뜻이 마냥 거창해 보이지만도 않다.

이 활명수 생약의 비방을 민간에게 널리 보급한 사람은 당시 대한제국 궁중 선전관으로 있던 민병호 선생이다. 1897년 서울 순화동에 동화약방을 차리고 활명수 판매를 시작했다. 생약 성분에 탄산가스와 서양 약물에 쓰이던 기술을 접목해 오늘날 활명수가 만들어졌다. 우리나라 최초의 신약이자 양약이라 할 수 있다.

04

몸의 피로와 근육통을 풀어주는

파스

변비약	아스피린	구충제	수면제
타미플루	소화제	파스	알보칠
알레르기	마스크	스테로이드	
비타민제	소독제	타이레놀	

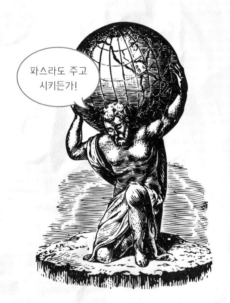

파 스

아틀라스는 쉬지 못해

죄인으로서 영원히 하늘을 떠받쳐야 하는 아틀라스에게 필요한 것은 과연 '파스'일까, '자유'일까? 우리나라에도 강도 높은 노동 환경과 휴식을 중요시 여기지 않는 사회 분위기 속에서 쉬지 못하고, 아픈 몸에 파스만 덕지덕지 붙이고 있는 '아틀라스'들이 많다.

그리스 로마 신화에서 최고신이었던 우라노스^{Uranus}를 제우스^{Zeus}와 그의 형제들이 내쫓은 후, 그와 올림포스의 신들은 10년이란 긴 시간 동안 세상의 패권을 두고 거인 티탄족^{Titan}과 맞서 싸웠다. 후대의 사람들은 이 전쟁을 '티타노마키아^{Titanomachy}'라 불렀다. 티탄족들은 불사의 존재로 거대한 체구와 강인한 힘을 가지고 신들을 몰아붙였다. 오랫동안 힘겨운 전쟁을 이어오던 제우스와 신들은 지혜와 강력한 신들의 무기로 티탄족들을 물리치고 승리했다. 특히 제우스는 천둥과 번개, 그리고 벼락의 힘으로 적들을 물리침으로써 신의 왕이 됐다.

이제 그 누구도 제우스 앞에 반기를 드는 이는 없을 것이다. 하지만 그는 불안했다. 올림포스의 왕좌는 이미 배신의 역사로 얼룩져 있었기 때문이다. 그의 할아버지였던 우라노스도 자식인 크로노스^{Cronus}에게, 크로노스 역시 자식인 제우스에게 왕좌를 빼앗긴 것처럼, 자신 또한 같은 운명을 겪게 될지 모르는 일이었다. 그런 이유로 그는 자신에게 반항하면 어떤 벌을 받게 될지 본보기를 보여주고자 했다. 그래서 이전에 제우스 산하 올림포스 신들의 싸움에서 패배했던 티탄족들을 어두운 지하세계 감옥에 가두고, 그중 가장 힘이 센 아틀라스^{Atlas}를 불러 이렇게 말했다.

"아틀라스, 죄인으로서 너에게 영원히 하늘을 떠받치는 형벌을 내리겠다."

그 후 아틀라스는 세상의 끝이자 지금의 지브롤터해협 근처에서 손과 머리로 하늘을 떠받치게 됐다. 엄청난 무게의 천구(옛날 사람들이 하늘이 구의 모양을 하고 있다고 생각해 이를 천구라 불렀다)를 오랫동안 들고 있기 위해 천구를 등에 짊어보기도 하고, 두 손으로 감싸보기도 하며 최대한 자신에게 편한 자세를 알아내고자 했다. 파르네세 아틀라스^{Farnese Atlas}의 상을 보면 그가 어떤 자세로 하늘을 떠받치고 있는지 확인할 수 있는데, 한쪽 무릎은 땅에 지탱한 채 목이 구부정하게 앞으로 나와 있고, 한쪽 발바닥은 아슬아슬하게 땅을 디디며 버티고 서 있다. 그의 일그러진 표정을 보면 말 그대로 세상 모든 짐을

다 짊어진 사람 같다.

아틀라스의 모습은 다른 작품에서도 찾아볼 수 있다. 미국 록펠러센터 앞에 청동으로 만들어진 아틀라스 상이 있다. 1937년 조각가 리 러리Lee Lawrie가 제작한 이 작품은 아틀라스의 모습이 그나마 덜 힘들어 보인다. 유럽 고대 건축물에서도 아틀라스를 쉽게 찾을 수 있는데, 건축물의 기둥을 살펴보면 기둥 하나하나에 지붕을 받치고 있는 사람 형상이 있다. 이를 '아틀라스'라고 부른다. 무언가를 받치고 있는 아틀라스의 형상을 아예 건축 기법으로 사용한 것이다. 형벌을 받는 죄인이긴 하지만 아틀라스를 수많은 건축물과 상징으로 사용한 이유는 아마도 천구를 떠받치는 그의 강인함 때문일 것이다. 실제로 기둥을 받치는 아틀라스 덕에 고대인들은 천장이 무너지지 않고 더 오래 유지될 것이라 믿었다.

모두가 골병들고 있다

우리 몸에도 아틀라스라는 명칭의 신체 부위가 있다. 경추의 가장 첫 번째 뼈인 고리뼈다. 의학 용어로는 C1이라고도 부른다. 두개골과 가장 직접적으로 연결돼 있는 뼈로, 머리를 받치는 형상이 마치 천구를 받치고 있는 아틀라스와 비슷해 아틀라스라는 이름이 붙여졌다. 이 뼈는 신화의 아틀라스처럼 두개골의 무게를 버텨내는데, 최대 15킬로그램의 하중을 견딘다. 두개골의 무게를 버텨내는 동시에 머리의 움직임도 담당하고 있어 튼튼함과 유연함을 동시에 지니고 있다.

현대에 들어서 이 아틀라스 뼈는 스마트폰과 모니터 화면을 자주 보는 생활 습관 때문에 예전보다 더 힘든 과업을 짊어지고 있다. 작은 화면을 계속해서 보다 보니 고개가 앞으로 나오는 일명 '거북목' 자세를 하는 사람들이 많아졌기 때문이다. 사람의 고개가 앞으로 1센티미터씩 나올수록 목뼈에 약 3킬로그램 정도 되는 무게가 추가로 더해진다고 하니, 뼈와 근육이 튼튼한 젊은 시절에 "똑바로 누워서 책 봐라", "너무 고개 숙이고 휴대폰 보지 말라"는 부모님 말씀을 잔소리로 치부했다간 골병들기 십상이다.

골병은 특정 신체 부위를 반복적으로 혹은 무리하게 사용해 근육, 인대, 힘줄, 추간판, 연골, 뼈 또는 이와 관련된 신경 및 혈관에 미세한 손상이 누적되고 기능이 떨어지는 질환을 말하는데, 보통 '근골격계 질환'이라 지칭한다. 같은 동작을 반복적으로 하거나 유지하는 사람, 무거운 물건을 자주 드는 사람이면 누구나 골병에 걸릴 수 있다. 하물며 직업상 그런 동작을 많이 하는 사람이라면 더하다.

인체의 근육과 뼈는 인간이 살아가는 동안 인체를 지탱해

주는 기둥이자 외부 충격으로부터 보호하는 방패다. 발은 우리가 뛸 때마다 체중의 2~3배가 되는 무게를 버틴다. 무릎은 가만히 서 있기만 해도 체중의 60퍼센트가 되는 무게가 가해지고, 계단을 오를 때면 체중의 3배, 내려갈 때는 5배의 충격을 받는다. 그만큼 인체의 근골격계는 튼튼하고 단단하며 외부의 충격을 잘 버텨낼 수 있는 구조로 돼 있다. 그 말은 즉, 근골격계에 문제가 생겼다는 것은 몸이 버텨낼 수 없을 만큼 고되고 힘든 충격이 오랜 시간 작용했다는 뜻이기도 하다. 잘 망가지지 않지만 한번 망가지기 시작하면 쉽게 낫지 않는 질환이 바로 근골격계 질환이다.

어떤 노동을 하느냐에 따라 아픈 부위가 조금씩 다르다. 팔꿈치 바깥쪽 염증은 외측상과염, 안쪽은 내측상과염이라 하고, 각각 테니스엘보Tennis Elbow와 골프엘보Golf Elbow라는 별명으로도 많이 불린다. 실제로 테니스 선수와 골프 선수들이 스윙 동작을 반복해 많이들 생기는 질병이다. 축구, 농구, 스키 선수들은 과격한 방향 전환 운동이 특징인데, 이때 무릎 사이에 X자 형태의 인대가 파열되는 경우가 많다. 축구 선수 중 십자 인대 파열로 부상을 입고 재활 중이라는 뉴스를 많이 접해봤을 것이다. 던지고 휘두르는 동작을 많이 하는 야구 선수는 어깨 부상을 많이 겪는다. 오래 서서 일하는 서비스 직군은 발바닥이 아픈 족저근막염에 주로 시달리고, 반대로 오래 앉아 일하는 사무직은 추간판탈출증, 일명 디스크의 위험에 쉽게 노출된다. 최근 증가하고 있는 드퀘르병은 엄지손가락 힘줄에 염증이 생기는 병이다. 옛날에는 가위를 쓰는 미용사나 악기 연주자들이 주로 걸렸는데, 지금은 스마트폰과 마우스를 많이 쓰게 됨으로써 일반인들까지 범주가 넓혀졌다.

조리 노동자는 그럼 어떤 질환에 자주 걸릴까? 조사 결과 어깨의 회전근개파열, 손목 관절의 수근관증후군, 팔꿈치의 테니스엘보, 허리의 요추간판탈출증, 근막통증증후군이 많았다. 한마디로 안 아픈 곳이 없다는 말이다.

우리는 무엇을 파스라고 부를까?

.

"이봐, 약국 가서 파스 하나만 사다 줘."

이런 부탁을 받는다면 당신은 무엇을 사갈 것인가? 붙이는 파스? 뿌리는 파스? 물파스? 아마 보통은 피부에 직접 붙이는 패치형 파스가 먼저 떠오를 것이다. 하지만 패치형 파스에도 쿨파스, 핫파스, 카타플라스마, 플라스타 제형 등 여러 종류가 있고, 붙이는 곳마다 크기도 다르게 쓰인다. 그럼에도 사람들은 근육관절통에 쓰이는 외용제를 '파스'라는 단어 하나로 통용하고 있다.

파스라는 이름은 도대체 어디서 왔을까? 독일에서 처음 개발된 파스는 반죽이나 연고를 의미하는 파스타Pasta라는 이름으로 불렸다. 독일의 파스타는 일본으로 건너가서 '파스'라는 상표의 약으로 출시됐고, 이윽고 한국에서도 파스라는 이름으로 판매됐다. 후에 피부에 붙이는 패치제를 모두 파스라고 부르기 시작했다.

근육관절통에 사용하는 외용제라면 당연히 네모난 모양의 붙이는 파스가 먼저라고 생각하겠지만, 최초의 외용제는 연고 형태로 1933년에 일찍이 등장했다. 1965년에 물파스가 나왔고 1967년에는 뿌리는 파스가, 2년 뒤인 1969년에야 붙이는 파스가 등장했다. 늦은 등장이었지만 연고나 물파스처럼 바르지 않아도 돼서 옷에 묻는 불편함도 없고, 알약처럼 일정 시간마다 복용할 필요도 없이 오랜 시간 붙여놓기만 하면 될뿐더러, 약물을 일정 시간 동안 일정 농도로 인체에 전달하는 뛰어난 기능까지 있어 이로써 붙이는 패치는 파스의 대명사가 됐다.

사실 파스는 유럽이나 미국에서는 그리 대중화된 제품은 아니다. 해외에도 이런 근육관절통에 붙이는 패치제가 있긴 하지만 보통 먹는 진통제나 피부에 뿌리는 스프레이, 크림 제형을 사용하는 것이 일반적이다. 그래서 유럽이나 미국 약국에서 '붙이는 파스'를 달라고 요청해도 아무도 알아듣지 못할 것이다.

먹지 않고 피부에 양보하는 이유

.

　먹는 진통제는 과연 파스와 같을까? 파스에 들어 있는 성분을 한번 살펴보자. 집에 있는 파스의 성분을 보면 디클로페낙diclofenac, 록소프로펜loxoprofen, 케토프로펜ketoprofen, 펠비낙felbinac, 인도메타신indometacinum, 피록시캄piroxicam 등이 있다. 이것들은 모두 앞서 말한 소염진통제인 NSAID 성분들이며 먹는 진통제의 성분으로도 쓰인다. 그런데 사람들은 왜 굳이 먹을 수 있는 약 대신 피부에 붙이는 패치 제형을 더 많이 선택할까?

　특정 성분의 약물을 인체로 전달하는 운송수단 중 하나인 경피약물전달체계Transdermal Drug Delivery System, TDDS는 피부를 통해 약물을 전달한다. 근육관절통에 쓰이는 파스가 바로 이것인데, 이 작은 섬유 재질의 패치에는 상상 이상으로 정교하고 복잡한 과학 기술이 집약돼 있다.

　첫째, 피부를 통해 흡수시키면 간 대사를 피할 수 있어 약 성분의 손실을 줄일 수 있다. 약 성분이 위장관으로 흡수되면 제일 먼저 해독 장기인 간으로 직행하는데, 간은 약물을 외부 물질로 인식하고 해독시키고자 한다. 이 과정에서 유효한 약 성분이 감소할 수 있고, 심하면 독성 물질로 변환될 위험도 있다. 하지만 피부로 직접 흡수시키면 세관을 피해가는 밀반

입자처럼 간 대사를 피해 인체 내부로 온전히 들어갈 수 있게 된다.

둘째, 한 번 붙이면 하루, 길게는 이틀을 붙여도 효과가 지속된다. 파스 제형은 약물을 한꺼번에 방출하지 않고 일정 시간 동안 정해진 용량만큼의 약물만 천천히 방출한다. 그래서 오랜 시간 효과가 지속될 수 있는 것이다. 따라서 먹는 알약처럼 6~8시간 간격으로 약을 챙겨 먹을 필요가 없다는 것이 파스의 가장 큰 장점이라 할 수 있다. 트라스트 파스는 효과가 48시간까지 지속되기도 한다.

셋째, 일정한 속도로 약물을 방출하기 때문에 경구 제형처럼 약물 농도가 들쭉날쭉 올라가거나 내려가는 상황을 피할 수 있다. 약물이 들어갔다고 해서 무조건 효과가 나타나는 것은 아니다. 혈중 농도, 즉 혈액 속 유효 약물 농도가 일정 수준까지 유지돼야 약 효과가 나타난다. 만일 몸에 너무 많은 약물이 들어갈 경우 부작용이 일어날 수 있는데, 패치는 일정 용량을 꾸준히 방출하기 때문에 부작용이 일어날 가능성이 비교적 적었다. 초창기 패치 제형에 스코폴라민scopolamine이나 협심증약, 마약성 진통제처럼 농도 조절이 중요한 약들이 쓰인 이유가 여기에 있다.

물론 NSAID 말고 살리실산 같은 다른 성분들을 쓰기도 한다. 멘톨menthol과 캄파camphor는 피부에 냉감과 약간의 마취

진통 효과로 '쿨파스'에 쓰이고, 캡사이신capsaicin이나 산초는
자극으로 통증이 완화되는 느낌을 줘서 '핫파스'에 많이 쓰인
다. 한방 성분으로는 황백과 치자가 들어간다. 할아버지, 할머
니가 주로 쓰던 '호랑이 연고'를 기억하는가? 무릎이 쑤시고
어깨가 아프면 으레 화한 냄새가 나는 호랑이 연고를 바르곤
했다. 이것의 주성분이 바로 쿨파스의 캄파와 멘톨 성분이다.

파스보다 우리에게 더 필요한 것

·

안타깝게도 파스는 근골격계의 통증을 완화해줄 뿐, 통증
의 근본 원인 자체를 치료하긴 어렵다. 병원에서 수술, 재활,
주사 치료를 받고 바른 자세와 운동, 체중 조절 등 생활 습관
을 교정함으로써 예방하는 것이 가장 중요하다. 무엇보다 지
금 하는 일을 줄이고 아플 때는 쉬어야 한다. 물론 말이 쉽지,
환자가 제일 지키기 어려운 부분이다.

1997년 IMF 이후, 비정규직 증가로 인해 노동의 안전성은
감소하고 반대로 노동 강도는 점차 증가했다. 노동부 조사에
따르면 노동자가 일하면서 다치는 사례는 계속해서 증가하고
있다. 산재 사고 건수도 병에 걸리는 일도 많아졌다. 2018년
산재신청 건수는 13만 8,576건으로 지난해 대비 21.9퍼센

트 늘어났고, 업무상 질병 인정률도 63퍼센트로 지난해 대비 52.9퍼센트에서 19.1퍼센트 상승했다.

2017년 업무상 질병 판정 현황을 보면 뇌심혈관계 질환이 1,809건, 근골격계 질환이 5,201건, 기타 질병이 1,705건으로 근골격계 질환이 압도적으로 많았다. 근골격계 질환을 앓는 사람이 많으니 자연히 정형외과를 찾는 비율이 높아지고 약국에서는 파스가 많이 팔리게 됐다. 내가 일하는 약국도 공업단지가 있는 곳이라 파스를 찾는 사람들이 많은데, 대부분 노동 강도가 높은 육체노동자들이다. 최근에는 육체노동자뿐만 아니라 사무직이나 서비스직 업종의 노동자들도 부위만 다를 뿐 노동으로 인한 통증으로 파스를 많이 찾는다. 파스가 많이 팔리는 기류에는 강도 높은 노동 환경과 휴식을 중요시 여기지 않는 사회 분위기에 가장 큰 원인이 있다고 생각한다.

최근 최저임금상승, 워라밸Work-Life Balance에 대한 관심 증대, 노동자 인권 제고 등으로 노동자의 근무 환경을 가장 먼저 고려해보려는 움직임이 조금씩 생겨나고 있다. 하지만 아직도 수많은 안전사고와 과로사가 일어나고 있고, 많은 사람이 노동을 하며 직·간접적으로 생긴 질병을 안고 살아간다. 노동자들에게는 파스보다 안전한 근무 환경이 더 필요하지 않을까?

파스,
이렇게 사용하세요

✚ 파스를 고를 때 확인해야 할 세 가지

1. 성분

파스를 사용해도 크게 효과가 없거나, 특정 약물에 알레르기 반응이 발생한다면 성분을 찬찬히 살펴보길 바란다. 파스의 주성분으로는 NSAID나 살리실산이 있다.

NSAID는 피록시캄, 케토프로펜, 록소프로펜, 인도메타신, 디클로페낙, 플루비프로펜flurbiprofen 등 다양하다. 피록시캄, 케토프로펜, 디클로페낙의 경우 15세 미만의 소아는 사용하지 말아야 한다. 또한 미국 식품의약국Food and Drug Administration, FDA에 따르면, 대부분의 NSAID는 임산부에게 위험 가능성이 있거나 위험성이 존재한다는 C, D등급을 가지고 있으므로 임산부와 소아의 경우 함부로 사용해선 안 된다.

냉감을 주는 멘톨과 캄파 성분도 주의를 기울여야 한다. 특히 소아의 경우 캄파 성분은 피부를 통해 쉽게 흡수돼 발작을 일으킬 수 있으므로 사용하면 안 된다. 참고로 한방에서는 캄파를 '장뇌', '용뇌'라고 부르니 성분 확인에 주의하자.

만약 파스를 사용하지 못하는 경우라면 수건을 따뜻하게 데워서 찜질을 해주거나 오일을 발라서 마사지를 해주면 도움이 된다.

2. 제형

파스만 붙이면 피부가 빨갛게 부어오르는 사람들이 있다. 피부 발적 현상을 일으키는 가장 큰 원인은 파스의 접착 성분이다. 만일 피부 알레르기나 발적 같은 부작용이 있다면 파스 제형을 고려해 선택해야 한다.

붙이는 파스는 크게 플라스타 제형과 카타플라스마 제형이 있다. 섬유 재질에 약물을 발라놓은 플라스타는 가장 대중적이며 쉽고 간편하게 붙일 수 있는 제형이다. 약물과 접착제 용매가 함께 있어서 두께가 얇고 관절 부위나 움직임이 많은 부위에 붙여도 잘 떨어지지 않는 장점이 있지만, 접착제 성분이 피부 자극을 일으킬 수 있다.

카타플라스마의 경우 플라스타 제형보다 수분함유량이 많아서 상대적으로 피부 자극이 덜하다. 하지만 플라스타에 비해 부피가 크고 두꺼워서 어깨나 무릎 같이 움직임이 많고 좁은 부위에는 상대적으로 붙이기가 번거롭다.

3. 형태

붙이는 부위에 따라 형태도 고려하면 좋다. 팔꿈치나 어깨, 무릎과 같이 움직임이 많은 관절 부위에는 큰 파스나 카타플라스마제를 붙이면 쉽게 떨어질 수 있다. 그럴 때는 크기가 작은 동전파스나 얇은 플라스타 제형을 붙이는 편이 좋다. 등 같이 통증 부위가 넓고 움직임이 적은 부위에는 큰 파스나 카타플라스마제를 붙이면 된다.

몸통, 어깨, 가슴 같이 옷에 덮여 있는 부위는 겔과 크림의 경우 묻을 수 있기 때문에 붙이는 패치가 대안이 될 수 있다.

05

인플루엔자바이러스 치료제

타미플루

변비약	아스피린	구충제	수면제
타미플루	소화제	파스	알보칠
알레르기	마스크	스테로이드	
비타민제	소독제	타이레놀	

비극을 부르는 괴담

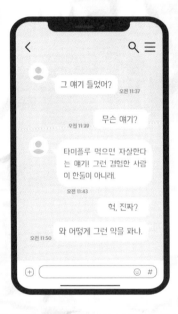

환각, 환청, 자살, 투신. 사람들이 알고 있는 타미플루의 부작용이다. 그런데 정말로 타미플루가 이러한 부작용을 일으킬까? 이와 같은 이야기는 현재도 뉴스와 SNS를 타고 전 세계 사람들에게 퍼지고 있다. 사람들의 불안을 부추기는 의약품에 대한 괴담, 이대로 둬도 괜찮을까?

"뉴스는 겁먹고 동요하고 괴로워하는 대중을 간절히 필요로 한다."

철학자이자 소설가인 알랭 드 보통Alain de Botton은 그의 책 《뉴스의 시대》에서 상업적 이득을 위해 대중의 불안과 분노를 무책임하게 양산하는 현대의 뉴스를 비판했다. 그의 말처럼 요즘 뉴스는 시청률을 높이기 위해 선정적이고 자극적인 소재 거리를 찾아 헤맨다. 방화, 살인, 성폭행, 마약, 폭행 등의 사고가 나면 대문짝만하게 방영한다.

'공포'는 뉴스가 사람들의 이목을 집중시키는 가장 쉬운 방법이다. '너에게도 일어날 수 있다'는 공포심을 자극하면 사람들은 두려움과 이를 피하고 싶은 마음, 호기심 때문에 뉴스에 절로 집중하게 된다. 뉴스를 통해 세상을 보면 바깥세상은 '지옥도'에 가깝다. 화면 속 사건·사고가 나에게 일어날지 모르고, 길을 가다 괴한에게 칼을 맞을지도 모른다는 공포를 안겨준다. 자는 사이 갑자기 가스관이 터져 불이 날 수도 있고, 내가 먹는 음식에 들어 있는 어떤 화학 물질이 암을 일으킬지도 모른다.

뉴스의 공포는 동시에 정작 중요한 문제로부터 우리 눈과 귀를 멀어지게 한다. 2018년 12월 22일, 13세 여자아이가 12층 집에서 떨어져 숨지는 사건이 발생했다. 새벽 6시쯤 집 앞 화단에 쓰러진 채 발견됐다. 특이한 외상이 발견되지 않은 점을 들어 경찰은 추락사로 결론지었지만, 부모는 아이가 병원에서 처방한 약을 먹은 후 "천장에서 이상한 소리가 들린다고 했다", "물을 마시러 주방에 간다면서 다른 곳으로 갔다" 등 이상 행동을 보였다며 호소했다. 아이가 처방받은 약은 다름 아닌 인플루엔자바이러스 치료제인 '타미플루'였다.

그날 뉴스는 온통 타미플루를 먹고 투신자살한 중학생의 이야기뿐이었다. 2017년 기준 우리나라의 하루 자살 사망자 수는 34명이나 되지만, 언론은 그날 사건·사고에 대해 '단 한 명의 사망자'와 '단 하나의 원인'만 있었다는 듯 떠들었다.

인플루엔자바이러스와 타미플루

타미플루의 특허권은 원래 스위스 제약회사 로슈^{Roche}가 가지고 있었는데, 2017년 8월에 특허가 만료되면서 다른 제약회사들이 복제약을 출시했다. 타미플루와 이름은 다르지만 좀 더 저렴한 가격에 같은 성분의 약을 구할 수 있게 된 것이다.

제약회사 로슈의 타미플루 성분명은 오셀타미비르^{oseltamivir}다. 오셀타미비르는 항바이러스제로서 인플루엔자바이러스를 예방하고 치료한다. 이해를 돕기 위해 편의상 바이러스를 '우비를 입고 있는 아이'로 비유하겠다. 이 비유는 나카야시키 히토시^{中屋敷均}의 《종의 기원 바이러스》에서 차용했다.

세포라는 집 안에 우비를 입은 아이가 들어온다. 아이는 입고 있던 우비를 벗는다. 가구를 마음대로 사용하고 냉장고 속 음식을 꺼내 먹는 등 집안을 풍비박산으로 만든다. 자기복제를 통해 아이들을 늘리고는, 각자 집 안 커튼을 뜯어 새 우비를 만들기 시작한다. 새 우비를 입은 아이들은 새로운 집으로 유유히 걸어나간다. 그렇게 다른 곳으로 나가려는 아이들을 막는 것이 바로 오셀타미비르다. 즉, 타미플루는 바이러스 자체를 죽이는 약이 아니라, 정확히 말하자면 '바이러스 전파를 막는 약'이다. 그러므로 감염 증상이 있은 후 48시간 이내에 먹어야 제대로 효과를 볼 수 있다.

타미플루라는 이름이 알려지게 된 계기는 2009년 인플루엔자바이러스 사태부터다. 이 바이러스는 미국 캘리포니아에서 발열과 두통을 호소하던 10세 아이의 비인두에서 처음 발견됐다. 이후 전 세계로 퍼져 6월 초 한국에 상륙했다. 당시 정부의 안일한 대처로 인해 인플루엔자바이러스는 7월 한 달 사이 감염자 수가 2,000명이 넘었고, 8월 15일에 첫 사망자가 발생했다. 사실상 유일한 치료제였던 타미플루가 수급 부족 사태를 겪으면서 인지도가 크게 올라갔다. 이 사건을 계기로 국가에서는 '항바이러스제 비축 사업'을 진행해 현재 전 국민의 30퍼센트 이상이 투약할 수 있는 양을 비축하고 있다. 2009년 이후에도 인플루엔자바이러스는 주기적으로 유행하며 많은 감염자와 사망자를 만들었다. 2015년 기준으로 국내에는 76만 명의 인플루엔자바이러스 환자가 발생했고 270명이 사망했다.

2014년 〈코크란리뷰Cochrane Reviews〉 등 타미플루가 정말 인플루엔자바이러스에 효과가 있는지 의문을 가지는 주장이 나와 논란이 있었으나, 현재도 많은 나라에서 임상 경험을 바탕으로 타미플루를 처방하고 있으며 중증의 인플루엔자바이러스에도 확실한 효과가 있음을 밝혔다. WHO 또한 인플루엔자바이러스의 유일한 치료제는 타미플루임을 공식적으로 인정했다.

타미플루는 정말 자살을 부를까?

•

언론의 영향으로 '타미플루 부작용' 하면 많은 사람이 '환각', '환청', '자살', '투신'을 떠올린다. 하지만 2009년 식약청 조사보고서에 따르면, 타미플루 부작용의 98.5퍼센트는 구토, 두통, 졸음 등 경미한 증상이며 아나필락시스 쇼크^{Anaphylactic Shock} 등 중증 사례는 1.5퍼센트에 불과했다. 더 자세히 살펴보면 구토는 19.6퍼센트, 메스꺼움은 18.8퍼센트, 설사는 13.4퍼센트로 위장관계 이상 반응이 절반 이상을 차지했다.

다른 자료도 한번 살펴보자. 가장 최근 결과로 2019년 1월 서울대병원이 2014년에서 2018년까지 타미플루를 처방받은 환자 7,045명의 부작용을 분석한 자료에 따르면, 29명의 부작용 발생 사례를 확인했고 약물 부작용 발생률은 0.41퍼센트였다. 부작용은 오심, 구토, 설사와 같은 위장관계 증상이 0.2퍼센트로 가장 많았고, 간독성이 0.09퍼센트, 피부 증상이 0.01퍼센트였다. 그러나 환각, 환청의 부작용 사례는 단 한 건도 확인되지 않았다. 추가 분석한 결과 2건에서 환각 의심 사례를 겨우 발견했지만, 그것도 외부 의료기관의 결과까지 모두 끌어모아서 나온 결과였다.

다만 타미플루와 관련된 추락사고가 꾸준히 발생하고 있다는 점은 간과할 수 없는 사실이다. 특히 사고 피해자 대부분이 19세 미만 미성년자에 집중돼 있어 주의가 필요하다. 우리나라에서는 2009년 14세 남자아이가 환청 증세를 호소하다가 6층에서 떨어져 다친 사고가 발생했었고, 2016년에 11세 남자아이가 21층에서 추락해 사망, 앞서 말한 2018년 13세 여자아이가 12층에서 추락한 사고가 있었다. 바다 건너 일본도 사정은 비슷했다. 일본 후생노동성厚生勞動省에 따르면, 2018년 말 기준으로 9년간 9명이 타미플루를 먹은 뒤 투신해 사망했고, 2018년 가을 동안만 인플루엔자바이러스 환자 95명이 이상 행동을 했다고 밝혔다.

이후 여러 연구기관들도 타미플루와 환각, 환청, 자살 충동과의 연관성을 연구했지만, 대부분 인과관계가 불명확하거나 없다는 결과를 내놓았다. 일본 후생노동성이 8년간 역학조사를 한 결과, 이상 행동을 보인 독감 환자 273명 중에 타미플루를 먹은 사람은 27퍼센트에 불과했고, 다른 약을 복용한 사람은 33퍼센트, 아무 약도 먹지 않은 사람은 40퍼센트나 됐다. 이는 이상 행동의 원인이 반드시 타미플루 때문이라고 단정 짓기 어려운 이유 중 하나다.

실제로 전문가들은 인플루엔자바이러스 감염으로 인한 고열 증상 때문에 환각, 섬망, 이상 행동을 나타낼 수는 있으나 타미플루와는 관계가 없다고 말했다. 우리나라 대한의사협회는 "미국, 일본 연구에 따르면 인플루엔자바이러스 환자가 신경 이상 증상을 보이거나 자살하는 빈도는 치료제를 복용한 환자나 먹지 않은 환자나 큰 차이가 없다"며, 타미플루와 투신 사건의 연관성을 부정했다.

괴담은 SNS를 타고

한동안 미국에서는 페이스북에 올라온 타미플루 부작용에 대한 글이 화제가 됐었다. 멜리사 로드리게스Melissa Rodriguez라는 한 여성이 타미플루를 복용한 딸이 자신을 죽이겠다며 덤벼들어, 10분 동안 귀신에 씐 듯한 딸과 씨름을 했었다는 이야기를 올렸다. 많은 사람이 '좋아요'와 함께 이 괴담을 퍼 날랐다. 한 사용자도 타미플루를 먹은 아들이 비명을 질러 방으로 가니 아들이 괴물에 쫓기는 끔찍한 꿈을 꾸고 있었다는 글을 올렸다. 이 사건들의 사실 여부는 확인할 수 없지만 어쨌든 많은 이들의 관심을 끌기에 충분한 괴담이었다.

일본은 트위치를 통해 타미플루에 대한 근거 없는 괴담이 빠르게 번져갔고, 우리나라 역시 페이스북, 트위치, 인터넷 맘카페에서 자녀가 타미플루를 먹고 이상 행동을 보였다는 괴담이 끊임없이 재생산되고 공유됐다. "선동은 문장 한 줄로도 가능하지만, 그것을 반박하려면 수십 장의 문서와 증거가 필요하다. 그리고 그것을 반박하려고 하면 이미 사람들은 선동 당해 있다"는 파울 요제프 괴벨스Paul Joseph Goebbels의 말대로 '타미플루 포비아'는 독감, 인플루엔자바이러스와 함께 순식 간에 퍼져나갔고, 1퍼센트도 되지 않는 타미플루의 신경정신 학적 부작용이 마치 약을 먹기만 하면 걸리는 병이 돼버렸다.

한 전문가는 식품의약품 관련 괴담의 특징을 세 가지로 정의했다. 스토리성과 서정성, 그리고 단순성이다. 타미플루 괴담은 이 세 가지 조건을 완벽하게 가지고 있다. 약을 처방받은 후 아이를 통해 전개되는 극적인 이상 행동, 가족들의 비극, 은폐하려는 제약회사의 음모라는 스토리성을, "내 아이를 위해서 먹이지 마라", "당신이 아이의 부모라면"이라는 호소는 부모가 지녀야 할 책임감을 자극하는 서정성을 가진다. 마지막으로 이 이야기의 결론인 "타미플루는 자살을 일으킨다"를 통해 단순성을 보여준다.

자기 믿음과 일치하는 정보는 받아들이고 그렇지 않은 정보는 무시하는 경향을 심리학 용어로 '확정편향'이라 한다. 그리고 자신이 믿고 있는 것을 확인시키는 정보를 스스로 찾고 그렇지 않은 정보를 외면하고 비판하는 심리 현상을 '동기화된 추론'이라고 한다. 타미플루 부작용에 대한 자극적인 언론 보도와 'SNS 괴담'이라는 회오리가 휩쓸고 간 자리에서 나는 38도를 넘나드는 고열에도 타미플루를 먹기 꺼리는 환자들의 '확정편향'과 '동기화된 추론'과 맞서 싸워야 했다. 타미플루를 처방받는 거의 모든 사람이 자살 부작용에 대한 질문을 하며 약에 대한 두려움과 의사와 약사에 대한 불신을 노골적으로 드러냈다. 물론 98.5퍼센트의 위장관계 부작용을 묻는 사람은 거의 없었다. 처방전에 이미 적혀 있지만 일부러 신경정신 관련 부작용에 관한 내용을 따로 인쇄해 하나씩 나눠주기도 했다.

병원에 가서 타미플루를 처방받은 환자들의 모습은 약을 처방받은 환자라기보다 '시한부 인생을 선고받은 환자'처럼 침울했다. 타미플루 한 통에는 5일치가 들어 있는데, 열이 나지 않는다며 3일치만 먹고 약을 버리겠다는 환자도 있었다. 몇몇은 독감 처방을 받고도 약을 가져가지 않기도 했다. 낮은 확률이라도 환각, 환청, 자살이라는 극단적인 사건이 생긴다면, 또 그것이 미성년자에게 더 빈번히 발생한다면 분명 주의해야 할 점인 것은 맞다. 하지만 타미플루가 아직 신경정신학적 부작용을 일으킨다는 인과관계가 밝혀진 바 없고, 다른 부작용에 비해 발현빈도도 1퍼센트가 되지 않는다.

의약품에 대한 괴담이 나쁜 이유는 단순히 근거 없는 소문으로 그치는 것이 아니라 의사와 약사, 환자 간의 신뢰도, 환자의 약물 복약 순응도, 마지막으로 약물 복용을 통한 환자의 치료 효과에 많은 영향을 끼치기 때문이다. 한 예로, 2018년

'국소 스테로이드의 일반 사용자 중 스테로이드 공포증'에 대한 흥미로운 국내 조사 논문이 있다. 스테로이드 공포증이 있는 사람 중 35퍼센트는 언론 매체로부터 잘못된 정보를 접한 후 두려움이 나타났다고 보고했다. 반면 건강관리 전문가에게서 국소 스테로이드 사용에 대한 정보를 얻은 사람은 스테로이드 공포증을 거의 가지지 않았다. 이는 잘못된 정보를 접함으로써, 그리고 전문가의 교육을 통해서 환자의 약물 복약 순응도가 달라질 수 있다는 사실을 알려준다. 무엇보다 이것이 환자의 치료 성공 여부와 직결되기 때문에 이런 괴담은 단순히 웃고 넘어갈 가벼운 문제가 아니다. 만약 환자가 의료전문가의 말을 믿지 않고 근거 없는 소문에 휩쓸려 약 복용을 피한다면, 그로 인해 벌어진 끔찍한 결과는 누구의 책임이라 말할 수 있을까?

"의사는 절대 먹지 않는 음식"부터 "어디에서 대장균이 검출됐다", "충격! ○○ 안에 들어 있는 것은?", "수명을 몇 년 단축시키는 이것"까지, 우리는 오늘도 수많은 인터넷과 뉴스를 통해 공포를 접한다. 안타깝게도 이런 이야기가 잘못된 정보라고 정정하는 기사는 거의 나오지 않는다. 어디까지나 사람들의 불안을 부추기고 관심을 끌기만 하면 되니까. 선정적이고, 무섭고, 불안하고, 심지어 가짜 뉴스들이 너무나 쉽게 흘러가는 세상에서 과연 의료전문가의 역할은 무엇인지 다시

금 생각해본다. 우리 전문가는 환자들을 혼란으로부터 지키는 마지막 방파제가 돼야 하지 않을까?

타미플루,
이렇게 복용하세요

➕ 올바른 타미플루 복용법

독감에 걸렸다고 해서 무조건 타미플루를 처방받지는 않는다. 인플루엔자바이러스로 인한 감염, 심한 독감이라 확진됐을 때 타미플루를 처방받는다. 대부분 타미플루를 복용하고 48시간이 지나면 증상이 호전된다고 알려져 있다.

보통 1일 2회로 5일간, 총 10회 복용으로 처방이 나오는데, 몇몇 환자 중에 증상 호전과 약물 부작용 염려를 이유로 중간에 복용을 멈추는 경우가 있다. 이는 바이러스 재발 위험과 약물 내성 발생 가능성 때문에 옳지 않은 행동이다. 처방한 약은 증상이 낫더라도 끝까지 복용하는 것이 좋다.

독감은 열을 동반해 보통 타미플루와 해열제와 다른 약이 함께 처방되는 경우가 많다. 이때는 타미플루를 식후 바로 복용하고 30분이나 1시간 후에 해열제와 다른 약을 먹는 편이 좋다. 약은 일정 시간을 정해서 복용하는 것을 추천하는데, 이는 약 복용 시간을 잊어버릴 확률을 줄이고 약효를 지속시키기 위함이다. 혹시나 약 복용 시간이 지나더라도 다음번 복용 시간이 2~3시간 정도 남아 있으면 바로 약을 복용 후 다음 복용 시간에 맞춰 다시 약을 먹으면 된다.

⊕ 아이를 위한 복용 가이드

최근 신경 이상 부작용과 관련한 사건·사고가 약 복용 후 48시간 이내에 주로 발생했기 때문에, 특히 주 대상자였던 19세 미만의 유아, 청소년은 복용 후 이틀 정도 보호자가 지켜봐야 한다.

가끔 유·소아의 경우 약물을 먹고 토하기도 한다. 이때 약을 다시 먹여야 할지, 아니면 다음번 복용 시간에 먹여야 할지 많이들 고민한다. 일반적으로 복용 후 30분 이내 토를 했다면 체내에 흡수가 덜 된 것으로 보고 다시 먹여야 한다. 30분이 지난 후 토를 했다면 토사물에 약이 그대로 있는지 확인하고, 약 흡수가 되지 않았다면 다시 먹이도록 한다. 환자 입장에서는 약을 한 알 덜 먹은 것이 되니, 이때는 번거롭더라도 병원을 방문해 먹지 못한 만큼의 약을 추가로 더 처방받아야 한다.

06

위생 수준을 높인

소독제

변비약	아스피린	구충제	수면제
타미플루	소화제	파스	알보칠
알레르기	마스크	스테로이드	
비타민제	⭐소독제	타이레놀	

보이지 않는 존재에 대한 공포

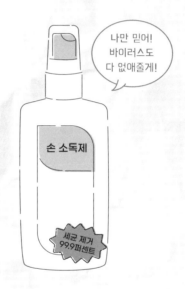

나만 믿어! 바이러스도 다 없애줄게!

손 소독제

세균 제거 99.9퍼센트

눈에 보이지 않는 균에 대한 두려움과 공포로 우리는 알게 모르게 더 많이, 더 자주 손 소독제를 사용하고 있다. 그런데 손 소독제도 많이, 자주 쓰면 부작용이 생길 수 있다는 사실을 알고 있는가? 혹시 손 소독제 하나만 믿고 '바이러스로부터 100퍼센트 안전해!'라고 생각하고 있진 않은가?

네덜란드 포목상 안톤 반 레이우엔훅Anton van Leeuwenhoek은 손재주가 좋은 상인이었다. 그의 취미는 자신이 직접 만든 현미경으로 물과 식물 등 여러 샘플을 관찰하는 것이었다. 어느 날 근처 우물가에서 떠온 물을 관찰하던 그는 재미있는 사실 하나를 발견했다. 물 안에 뭔가가 떠다니고 있었는데, 자세히 관찰해보니 나뭇잎처럼 하늘하늘 흔들거리기도 하고 지렁이처럼 꿈틀대며 기어다니기도 했다. 마치 살아있는 생물처럼 말이다. 현대과학에서 미생물을 처음 발견한 순간이었다. 그는 이 작은 생물들의 모습을 상세히 기록하며 이들을 '극미생물Animalcule'이라고 불렀다.

그의 발견 당시에는 아무도 이것을 주목하지 않았다. 인간은 원래 자기보다 작은 생물을 우습게 보곤 한다. 더군다나 눈에 보이지 않을 만큼 작고 단순한 이 생물이 우리와 무슨 상관이 있겠는가? 이후로 오랫동안 미생물은 그저 아무것도 아닌 존재로 잊히는 듯했다.

미생물이 다시 주목받게 된 것은 그로부터 한참이 지나서다. 우리가 요구르트 이름으로 알고 있는 루이스 파스퇴르Louis Pasteur가 미생물이 음식물 속에서 발효와 부패를 일으킨다고 주장했다. 하지만 이때까지만 해도 사람들은 이 작은 생물들이 음식이나 썩힐 것이라 생각했지, 사람을 죽일 수 있을 것이라고는 상상도 못 했다.

그런 미생물이 병을 일으킬 수 있다는 이론을 정착시킬 수 있었던 것은 오스트리아 빈 대학교병원 의사였던 이그나츠 제멜바이스Ignaz Semmelweis 덕분이다. 당시 임산부 5명 중 1명은 출산 후 고열과 염증 반응을 일으키는 산욕열로 사망했다. 이상하게도 그가 일하는 2동의 건물 중 1동은 산욕열 발병이 적었고 다른 한쪽은 높았다. 그는 실험을 통해 미생물이 병을 일으킨다는 '세균론'을 제시했고, 병원의 위생관을 고치기 위해 수술 전 손 씻기를 습관화하기 시작했다. 그러자 사망률이 크게 줄어드는 것을 확인할 수 있었다.

영국 외과의사이자 '소독약의 아버지'로 불리는 조지프 리스터Joseph Lister 역시 수술 후 환자가 겪는 감염과 염증을 해결하기 위해 고민했다. 그러다 공기 중 미생물이 부패를 일으 키다는 파스퇴르의 가설을 접하고, 환자의 상처 부위에 소독 약을 바르면 감염을 막을 수 있을 것이라는 생각에 수술하는 환자의 상처 부위를 페놀로 소독해 감염을 막고자 했다. 이것 이 첫 현대적 소독법이었다. 이처럼 소독을 통해 감염을 막는 방법이 널리 퍼지면서 '세균론'이 의학계의 대사로 자리잡게 됐다. 아울러 세균을 죽일 수 있는 소독제들도 개발되기 시작 했다. 우리가 구강청결제로 알고 있는 리스테린Listerine은 그 의 이름을 따서 만들어진 것이다.

손 씻기 대신 손 소독제?

2009년 신종 인플루엔자바이러스가 크게 유행했을 때 불티 나게 팔린 제품이 있다. 바로 손 소독제다. 손 씻기만 잘해도 신종 인플루엔자바이러스를 80퍼센트 정도 예방할 수 있다 는 소식에 너도나도 소독제를 사러 왔다. 사실 손 씻기가 중 요하다면 비누나 클렌저 같은 위생용품이 더 잘 팔려야 하지 만, 사람들에게는 선진문물에 가까웠던 손 소독제의 이미지 와 '소독'이라는 단어가 인플루엔자바이러스 예방에 좀 더 효 과적으로 보였던 모양인지 비누를 제치고 손 소독제 판매량이 폭발적으로 치솟았다. 전년 대비 850퍼센트나 급증했고, 해외에서 손 소독제를 사들이는 주문도 25배나 증가했다. 당시 약국에 손 소독제가 들어오면 하루도 안 돼 동이 나기도 했다. 그동안은 '소독' 하면 병원이나 수술실에서 하거나, 의료기구나 면도기 같은 기구에 하거나, 의사나 방역업체 직원이 주로 하는 일이었다. 그런데 지금은 공공기관과 학교, 은행, 마트 등 사람이 많은 곳이면 어디든 입구에 손 소독제가 비치돼 있고 마트에서는 큰 샴푸 통만 한 소독제를 몇 통씩 사서 들고 가는 사람들을 볼 수 있을 정도로 소독은 우리 일상과 아주 가까운 것이 됐다.

우리가 굳게 믿고 있는 것처럼 손 소독제는 과연 세균뿐만 아니라 독감이나 바이러스를 막아줄까? 결론부터 말하자면 '일반적으론' 그렇다. 인플루엔자와 코로나바이러스 등 이러한 바이러스의 외피에는 다른 세포로 침입하기 위한 단백질 구조가 있는데, 손 소독제의 알코올alcohol 성분이 이 단백질 구조를 파괴해 바이러스가 세포에 침입하지 못하고 사멸하게 만든다. 반대로 단백질 구조가 없는 바이러스에는 어떨까? 당연히 손 소독제의 효과는 거의 없다.

손 소독제의 가장 큰 장점은 비누와 비교해 편리성과 접근성이 높다는 것이다. 손을 씻기 위해 매번 화장실에 가야 하는 수고로움을 줄여주고, 화장실을 사용할 수 없는 상황에서 언제 어디서든 오염된 손을 간편하게 깨끗이 만들어준다는 면에서 손 소독제는 물과 비누를 대신하는 훌륭한 대체 수단으로 자리잡았다. 하지만 그 한계도 분명히 존재한다. 쉽게 공기 중으로 증발하는 알코올 성분 때문에 손 소독제는 주로 물컹물컹한 겔이나 액체 형태로 나오는데, 이런 제형은 세균과 바이러스를 막아줄 순 있어도 비누처럼 유기물, 먼지, 기름 등의 오염 자체를 제거하는 데는 그다지 효과적이지 않다. 결국 우리에게 가장 좋은 방법은 여전히 '물과 비누로 손 씻기'라는 고전적인 방법이다.

많이 쓰면 과연 좋을까?

어머니와 함께 약국으로 찾아온 아기의 손이 햇볕에 오래 노출돼 화상을 입은 것처럼 붉었다.

"약사 선생님, 손 소독제 쓰고 난 뒤에 애 손이 이렇게 됐지 뭐예요!"

"세상에, 손 소독제를 하루에 얼마나 쓰신 거예요?"

"많이 쓰면 좋은 거 아니에요?"

그녀는 인플루엔자바이러스 때문에 손 소독제가 품귀 현상이 일어났다는 뉴스가 나온 직후 우리 약국에서 500밀리리터

용량의 소독제를 5통이나 사 갔던 손님이었다. 처음에는 엄청 큰 가게를 운영하나 했는데 알고 보니 아이 둘을 키우는 주부였다.

인플루엔자바이러스로부터 두 아이를 지키려 했던 어머니의 고군분투는 굉장했다. 아이가 어린이집에서 하원하면 일단 온몸을 씻기고, 2차로 소독제로 손을 씻겼다. 외출할 땐 가방 안에 소독제를 늘 챙기고 다니면서 1시간마다 아이 손에 듬뿍 발라줬다. 알코올 소독약을 거의 1시간마다 꾸준히 바른 탓에 아이는 바이러스 대신 만성 건조함과 붉은 발진을 얻게 됐다.

소독제에는 보통 60퍼센트 이상의 에틸알코올ethylalcohol, 에탄올이 함유돼 있는데, 이는 맥주나 와인이 알코올을 5~10퍼센트 정도 함유한 것과 비교하면 매우 높은 농도다. 알코올을 피부에 바르면 알코올이 기화되면서 수분을 가져가기 때문에 피부가 금세 건조해져버리고, 햇빛과 자외선에 대한 피부의 감도를 증가시켜서 적은 자극에도 피부가 크게 손상된다. 무엇보다 손 소독제 성분은 마냥 좋지도, 안전하지도 않다. 성분에 대한 논란은 꾸준히 제기돼왔는데, 특히 항균제로 쓰이는 트리클로산triclosan은 일부 동물 실험에서 갑상선호르몬 생성을 억제하는 작용을 한다고 알려져 미국 FDA에서 사용을 금지한 전례가 있고 우리나라에서도 현재 금지하고 있다.

또한 소독제를 너무 많이 사용하거나 잘못 사용하면 부작용이 생길 수 있다. 미국 질병통제예방센터Centers for Disease Control and Prevention, CDC가 2011~2014년 손 소독제 부작용 사례 데이터를 분석한 결과, 눈 자극과 구토가 각각 31.4퍼센트, 22.8퍼센트로 가장 많았다. 몇몇 소독제는 독한 알코올 냄새를 없애기 위해 꽃향기나 과일 향을 첨가하고 있는데, 이로 인해 어린이들이 호기심에 손에 묻은 소독제를 눈이나 입으로 가져가는 일이 많다.

아이가 손 소독제를 먹으면 어떻게 될까? 손 소독제를 한 번 짜면 보통 2.5밀리리터 정도가 나오는데, 2세 아이가 이를 마실 경우 혈중알코올농도가 1데시리터당 17.3밀리그램 정도로 증가한다. 환산하면 0.0173퍼센트다. 참고로 음주운전 단속 기준이 0.03퍼센트다. 성인 신체와 비교해봐도 꽤 높은 수치라 할 수 있다. 그래서 정부 기관과 전문가들은 가능하면 아이들은 소독제보다는 '비누와 물로 손 씻기'를 권장하고 있다.

공포를 없애는 방법

우리 손에는 얼마나 많은 균이 살고 있을까? 한쪽 손만 해도 150종류의 세균이 6만에서 최대 500만 마리까지 있다. 이

균들이 모두 해로운 균일까? 우리는 '균'이라고 하면 무조건 나쁜 것으로 생각하지만 전 세계 박테리아 중 95퍼센트 이상이 인간에게 해를 끼치지 않는다. 하지만 손 소독제는 공생균과 유해균을 가리지 않고 모든 균을 제거한다는 것이 문제다. 손에 있는 균이 모조리 죽으면 공생균이 있던 자리에 유해균이나 진균이 더 들어오게 된다. 알코올 성분이 기화되면서 피부 건조를 일으키면 피부의 방어막인 유분층도 함께 사라지게 되는데, 이 또한 피부 장벽을 약화시키는 원인이 된다.

지적할 점은 또 있다. 손 소독제로 인해 우리가 생각하는 이상적인 위생 환경과 습관이 너무 과해졌다는 점이다. 대개 손 소독제에는 '세균 제거 99.9퍼센트'라는 광고 뮤안이 붙어 있다. 물론 바이러스와 세균은 서로 다른 것이기 때문에 99.9퍼센트 살균이라는 말은 바이러스와 아무런 상관이 없다. 하지만 사람들은 이 말을 '손을 99퍼센트 무균 상태로 만들어야 바이러스로부터 안전할 수 있다'는 말로 잘못 이해해 항균성 물질을 강박적이고 과도하게 사용하고 있다. 그럴수록 항생제 내성균, 알레르기, 자가면역질환의 위험에 쉽게 노출된다는 사실을 모른 채 말이다.

에탄올부터 소독약으로 쓰이는 과산화수소수, 포비돈요오드, 수돗물을 소독하는 염소계 소독제, 병원 수술실 냄새의 원인인 크레졸cresol, 산화에틸렌ethylene oxide 멸균제 가스, 자외선에서 감마선까지, 사람들은 지금까지 보이지 않는 미생물들을 없앨 수 있는 수많은 무기들을 만들어왔다.

보이지 않는 존재에 대한 공포를 없애기 위해서 말이다. 보이지 않는 적은 보이는 것 이상의 불안감을 불러일으키고, 치료제마저 없고 보이지 않는 부분이 많을수록 우리의 공포는 함께 커진다. 그러다 보면 자기 스스로가 만든 과도한 두려움과 공포에 사로잡혀 정작 지키거나 해야 할 것은 내팽개친 채 다른 이상한 방법을 찾고 시간을 낭비하게 된다. 그럴 바에는 조금 번거롭고 귀찮더라도 묵묵히 정론을 지키고 따르는 것이 더 효과적일 수 있다. 정론은 생각보다 간단하고 의외로 우리 모두가 알고 있는 것이다. 바로 '거리 두기', '기침 예절', '마스크 착용', '손 씻기'다. 진실은 언제나 단순한 법이다.

소독제,
이렇게 사용하세요

✚ 에탄올을 손 소독제로 사용해도 될까?

2020년 코로나바이러스가 터졌을 때도 손 소독제가 조기에 품절됐다. 동시에 에탄올도 함께 많이 팔렸는데, 손 소독제를 찾는 사람들 중에는 에탄올 같은 소독약이 손 소독제와 다른 것 아니냐고 질문하기도 했다. 사실 두 약은 같은 약이다. 소독약의 목적은 세균, 바이러스, 진균 같은 미생물의 감염을 억제하고 사멸시키는 것인데, 이는 손 소독제도 마찬가지다.

손 소독제의 주성분은 소독약으로 널리 쓰이는 알코올인 에탄올과 프로판올propanol이다. 소독약인 알코올에 물을 섞어서 농도를 맞추고 끈적한 점성을 주는 글리세린glycerin, 그리고 독한 알코올 냄새를 감출 수 있는 향료를 첨가하면 간단하게 손 소독제를 만들 수 있다.

✚ 상처가 나면 꼭 소독약을 발라야 할까?

보통 상처가 생기면 소독제를 가장 많이 사용하는데, 균이나 바이러스 침투로 인한 2차 감염 위험이 없다면 생리식염수 세척으로도 충분하다. 소독제는 상처로 인한 2차 감염 위험을 낮추는 데 도움을 주지만, 피부를 재생시키거나 손상 부위를 복구시키진 못한다. 가끔 소독제가 노출된 상처 부위를 손상시키는 경우도 있어 감염 위험 여부를 잘 판단해 필요시에만 사용하길 권장한다.

✚ 소독약의 종류와 사용법

소독약의 종류로는 만능 약인 복합제 소독약, 에탄올, 포비돈요오드(빨간약), 과산화수소수가 있다. 사용법은 종류에 따라 다르니 아래 내용을 참고하기 바란다.

1. 복합제 소독약

투명한 소독약으로, 클로르페니라민chlorpheniramine과 나파졸린naphazoline, 디부카인dibucaine, 벤제토늄benzethonium 등 여러 성분이 복합적으로 들어간다. 항히스타민제로 가려움을 완화하고, 혈관 수축 작용으로 지혈 작용을 하며, 국소마취제로 통증과 가려움을 완화하고, 벤제토늄으로 살균 역할을 한다. 여러 성분이 함유돼 있어 약효가 좋고 가장 대중적으로 쓰인다.

2. 에탄올

소독용으로 가장 많이 사용된다. 휘발성이 강해 바르면 곧바로 기화돼서 시원한 느낌이 들지만, 피부의 수분을 함께 가져가 피부 건조를 유발시킨다. 상처 부위에 자극을 줄 수 있어 피부 소독보다는 의료용 기구 소독에 주로 사용된다.

3. 포비돈요오드

피부 점막의 자극이 적고, 세균, 바이러스, 진균 등 살균 범위가 넓어 자주 쓰인다. 약 성분에 코팅 효과가 있어 한 번 바르면 6시간 넘게 지속된다. 다만 자주 바르면 피부 착색이 생길 수 있고, 요오드가 전신에 흡수돼 이상 반응을 일으킬 수도 있으니 임산부나 수유부의 경우 주의해야 한다.

4. 과산화수소수

상처 주위에 바르면 산소가 생기면서 거품이 난다. 이 산소가 소독 작용을 한다. 상처 부위를 자극하는 성질이 있어 화상 상처나 깊은 상처에는 사용하지 않길 권장한다.

✚ 추억의 빨간약

"약사 선생, 빨간약 좀 줘."

시골 약국에서는 일명 '빨간약'을 찾는 어르신들이 많다. 이 빨간약은 바로 소독약을 뜻한다. 빨간약은 '아카징키', '옥도징키'와 같은 이름으로도 불렸다.

'아카징키'는 빨간색의 아카ぁか와 팅크제의 팅크tincture의 일본식 발음인 징키丁幾가 합쳐진 말이다. 성분은 머큐로크롬mercurochrome으로 수은을 함유하고 있다. 수은은 알다시피 중금속 중 하나로 인체에 노출 시 신경학적 손상이나 위장관 손상, 중금속 중독 등의 부작용이 심하다. 그래서 FDA의 수은 함유 발표 이후인 1980년대부터 아카징키는 판매되고 있지 않다. '옥도징키'는 아카징키를 대체하는 약으로 등장했다. 옥도는 요오드를, 징키는 마찬가지로 팅크를 뜻하는 일본식 이름이며, 요오드칼륨을 알코올에 섞어서 만든 소독약이다.

오늘날에 사용하는 포비돈요오드는 포비돈에 요오드를 섞어 만든 소독약으로, 옥도징키보다 살균력도 좋고 피부 자극도 덜해서 옥도징키를 대신해 빨간약을 대표하는 약이 됐다. 아카징키를 찾는 어르신들이 여전히 많지만 그때마다 약사가 주는 약은 사실 포비돈요오드다.

07

악마의 치료약

알보칠

변비약	아스피린	구충제	수면제
타미플루	소화제	파스	(알보칠)
알레르기	마스크	스테로이드	
비타민제	소독제	타이레놀	

잠깐 참은 고통, 오래가는 편안함

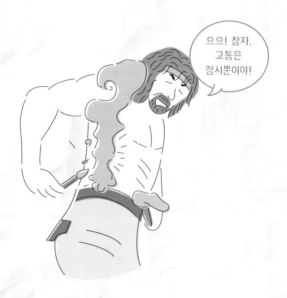

복부에 박힌 총알을 맨손으로 빼낸 뒤 총알 안에 있던 화약을 상처에 뿌려 태우는 람보의 모습이 심상치 않다. 그는 왜 생각만 해도 고통스러운 일을 자신에게 하고 있는 것일까? 이와 같은 원리로 상처를 치료하는 약이 하나 있다. 바로 우리가 '악마의 치료약'이라고 부르는 알보칠이다.

"으으으!"

"이런, 상처가 너무 심해. 안 되겠어!"

병사 A가 화살을 맞았다. A의 복부에 박힌 화살을 뽑아내자 배에서 검붉은 피가 넘쳐흐르기 시작했다. 출혈이 너무 심하다. 어떡해야 할까? 주변에는 약도 의료용품도 없는 상황. 이대로 두면 생명이 위험하다! 뭔가 좋은 방법이 없을까?

"출혈이 너무 심해, 상처를 지져야겠어!"

상처 난 부위가 잘 보이도록 A의 옷을 찢었다. 그 후 칼을 횃불에 달구고, 시뻘게진 칼을 상처에 갖다 댔다.

"조금만 참아!"

"으아아악!"

A는 참을 수 없는 고통에 비명을 지르며 몸부림쳤다. 상처를 지지니 고약한 냄새가 풍겼고 시커먼 연기가 피어올랐다. 다행히 피는 멈췄다. 하지만 심한 고통에 A는 정신을 잃고 쓰러졌다.

뜨겁게 지져서 상처를 아물게 하다

위와 같은 장면을 어디서 많이 본 적 있을 것이다. 위급한 상황이나 주위에 의료기구나 약품이 없을 때 지혈을 하기 위해 뜨겁게 달군 물건으로 상처를 지지는 이러한 치료법을 '소작Cauterization'이라고 한다. 소작술은 고대 이집트의 외과 수술을 정리해놓은 《에드윈 스미스 파피루스》에 처음 등장했다. 무려 기원전 1600년경 기록이다. 의학의 아버지라 불리는 히포크라테스의 저서 《히포크라테스 전집Hippocratic corpus》에서도 소작술에 대한 기록을 찾을 수 있다.

영화 〈람보 3〉와 〈레버넌트〉에서도 상처를 소작하는 장면이 나오는데, 그들은 특이하게도 총의 화약으로 치료했다. 람보는 복부에 박힌 총알을 맨손으로 빼낸 뒤 총알 안에 있던 화약을 상처에 뿌려 태운다. 〈레버넌트〉의 주인공은 곰에게 공격받고 생긴 목의 상처를 치료하기 위해 작은 주머니에 넣고 다니던 화약을 자신의 목에 뿌리고 지푸라기에 불을 붙여 갖다 댄다. 이들 모두 극심한 고통을 버텨낸 후 상처를 지혈한다. '한 인간의 생존을 위한 투쟁'을 보여주는 이 두 영화는 한 명은 무장 세력으로 둘러싸인 아프가니스탄의 사막과 정글에서, 또 한 명은 인디언과 야생동물들로 둘러싸인 냉혹한 자연 속에서 생존하기 위해 몸부림친다. 그 과정에서 '소작'이라는 극적 장치를 통해 생존을 위해, 목표를 달성하기 위해 극한의 고통을 감내하는 주인공의 의지를 표현한다. 물론 함부로 따라 해선 안 된다.

소작은 주로 지혈을 목적으로 쓰였다. 과거에는 잦은 전쟁과 사고로 외상을 당하는 환자가 많았다. 즉사를 피하더라도 환자들을 끝내 사망하게 만든 주요 원인 중 하나가 바로 외과적 상처에 의한 과도한 출혈이었다. 이때 상처 부위를 고온으로 지짐으로써 단시간에 출혈을 막는 소작법이 효과적인 응급치료법으로 사용됐다. 상처에 불을 직접 대서 지지기도 했고, 로마와 중세 시대에는 고온에 달군 뜨거운 쇠로 상처를 지지는 방법을 주로 사용했다. 마취제가 발명된 지금이야 큰 고통 없이 치료할 수 있겠지만 과거에는 소작 시술을 받다가 고통으로 쇼크사하거나 실신하는 경우가 다반사였다.

출혈이 심한 상처를 고온의 물체로 지지게 되면 어떤 일이 벌어질까? 달걀 프라이를 생각해보자. 처음 달걀을 뜨거운 프라이팬에 올리면 투명했던 흰자가 점차 뿌옇게 변해간다. 점도도 흐물흐물했던 액체에서 고체 상태로 변한다. 열로 인해 단백질이 변성되기 때문이다. 마찬가지로 소작을 하면 상처 부위의 단백질이 빠른 속도로 변성이 되고 동시에 상처 부위가 아물면서 출혈을 막아준다. 상처가 노출된 부위의 지혈이 제대로 안 되면 세균 침입으로 2차 감염을 일으키거나 혈관을 타고 전신으로 퍼져서 급성 패혈증, 쇼크를 일으킬 수도 있다. 그래서 항생제도 없었던 시절에는 소작법을 통해 상처를 치료하고 세균 감염도 막았다.

살균법과 무균기술의 발전으로 소작술은 이제 일반적인 치료법보다 오히려 세균 감염의 위험성을 증가시키는 치료법이 됐다. 오늘날에는 특수한 상황에서 제한적으로 사용되는데, 불에 달군 무시무시한 쇠 인두 대신 전기적 소작과 화학약품을 이용한 화학적 소작을 사용한다. 덕분에 환자는 좀 더 깔끔하고 세련된 수술실에서 조용하고 안전하게 시술을 받을 수 있게 됐다.

You Only Pain Once

구내염을 자주 앓는 사람은 '알보칠'이라는 이름을 한 번쯤 들어봤을 것이다. 알보칠의 성분은 폴리크레줄렌^{policresulen}으로, 크레졸에 포름알데히드^{formaldehyde}를 결합시킨 약물이다.

알보칠은 다른 약들과 차별되는 점이 있다. 일반 약들은 보통 아픈 증상을 치료하고 고통을 완화하기 위해 사용하지만, 알보칠은 오히려 상처 부위에 바르는 순간 엄청난 고통을 유발시킨다. 바르면 아픈 약을 누가 사용하겠느냐마는, 만성적인 구내염으로 고생하는 사람들에게 의외로 인기가 많다. 구내염을 그대로 두면 2주 정도 입안에서 따끔거림과 불편함을 버텨야 하는데, 알보칠을 바르는 순간의 아픔만 견디면 언제 아팠냐는 듯이 편안해지기 때문이다. 잠깐의 고통으로 편안함을 오래 지속하겠다는 전략이 알보칠을 일반적인 약들 사이에서 개성 있는 존재로 자리매김할 수 있게 만들었다.

알보칠을 판매하고 있는 제약회사 다케다^{Takeda}는 아예 이 점을 마케팅으로 활용했다. 한 광고에서 삶에 대한 젊은 세대의 가치관을 반영한 욜로^{YOLO, You Only Live Once}라는 단어, 즉 "인생은 한 번뿐이니 지금 이 순간을 즐겨라!"라는 뜻을 패러디한 '요포^{YOPO, You Only Pain Once}'라는 문구를 내세웠다.

"찔끔찔끔 아프면 짜증나지 않니? 바로 낫는 급행열차를 타보렴. 아픈 건 잠깐이야."

개그우먼 박나래가 광고에서 한 이 말은 찝찝하고 욱신거리는 입안, 맵고 짠 음식을 먹을 때, 양치질할 때 느껴지는 불편함을 순간의 아픔과 맞바꾼다는 알보칠의 특징을 가장 잘 나타낸 말이라고 생각한다.

알보칠은 염증 부위에만 작용하고 다른 부위에는 반응하지 않는다. 왜일까? 알보칠은 변성된 조직과 괴사 조직에만 선택적으로 작용하기 위해 화학적 소작을 이용한다. 자석의 음극처럼 알보칠에는 음전하가 들어 있고, 반대로 상처를 통해 드러난 세포 조직은 양전하를 띄고 있다. 음극이 양극에 끌리듯이 알보칠은 이러한 원리로 상처 부위에만 선택적으로 작용하게 된다. 그래서 알보칠을 바른다고 입 전체가 홀라당 타버리지 않는 것이다. 살아가면서 상처 부위를 불에 달군 쇠 인두로 지지는 경험을 해본 사람은 거의 없을 테지만, 알게 모르게 우리는 알보칠을 통해 간접적으로 소작 체험을 해오고 있었다고 할 수 있다.

알보칠이 가진 높은 산성으로 상처 부위를 지지기 때문에 필연적으로 통증이 생기기 마련이다. 그러나 구내염에 걸리면 이런 고통을 반드시 감내해야 할까? 그것은 아니다. 아프지 않게 치료할 수 있는 약들도 얼마든지 있다. 가장 흔하게는 입안에 바를 수 있는 오라메디, 페리덱스 등이 있다. 이 연고는 바르는 순간 굉장히 찐득찐득한 형태로 변하기 때문에 쉽게 삼켜지지 않고 입안에 오래 남아 염증을 치료한다. 최근에는 끈적끈적한 연고 대신 입안에 붙이는 스테로이드 패치도 나왔다. 하지만 이런 연고나 패치제는 입안에 바르거나 붙여야 하기 때문에 이물감이 있을 수밖에 없다.

아프니벤큐처럼 소염진통제 성분의 가글을 추천하기도 하지만, 가격이 상대적으로 비싼 편이고 전체적으로 염증이 퍼져 있지 않다면 국소적으로 작용하는 연고를 사용하는 편이 더 효과적이다. 스트레스나 피로, 수면 부족, 면역력 약화 등으로 구내염이 발생하기도 해서 증상 완화에 도움이 되는 비타민 B군을 함께 처방하기도 한다. 구내염 특유의 장기간 불편함, 음식을 제대로 먹지 못함에 답답함을 느끼는 환자 중 짧고 강력한 고통을 감내하고서라도 빠른 효과를 원하는 사람에게는 알보칠을 권한다.

불로 나쁜 물질을 없애라!

중세 시대의 소작은 의료 목적뿐만 아니라 '영혼의 정화와 수련'이라는 종교적 이미지도 가지고 있다. 당시에는 질병의 원인이 '몸 안에 들어온 나쁜 물질' 때문이라고 여겼다. 그 '나쁜 물질'을 제거하기 위한 가장 효과적인 소독법이 바로 불이었다. 어둠을 환하게 밝혀주고, 더럽고 나쁜 것을 태워버리는 불은 신성함 그 자체였다. 세균과 위생이란 개념이 없던

당시에도 역병이 돌면 마을에서는 시체와 환자들의 의복, 생활용품을 태웠고, 피가 나는 상처는 불로 지졌다. 병을 전파하는 원인을 제거하고 감염을 막는 데 어느 정도 효과가 있다는 것을 깨달은 사람들은 어느새 신성한 불로 상처 부위를 지지면 소독이 된다고 생각했고, 불뿐만 아니라 황, 생석회, 수산화나트륨 등 화학 약품들을 불의 대체재로 사용했다.

중세 기독교 문화 속에서 '나쁜 물질'은 세균이나 바이러스뿐만 아니라 영혼의 죄, 사이비, 이단도 포함됐다. 종교 수도사들은 영혼의 병 또한 불을 이용해 소독할 수 있다고 생각했다. 그래서 이단이 나타나면 불온한 서적들을 광장에서 태웠고, 때론 '마녀사냥'이란 이름으로 사람을 태우기도 했다. 물론 그들의 눈에는 사람이 아닌 타락한 영혼으로 보였겠지만 말이다. 아무튼 의료 목적을 떠나서 국가와 종교의 안정을 위해 불은 효과적인 소독법으로 쓰였다. 상처를 치료함과 동시에 죄를 씻고 정화하는 성스러운 것이었다.

소작으로 상처를 지질 때 환자에게 큰 고통이 가해지는 것은 말할 것도 없다. 수도사들은 이를 '나쁜 영혼을 태우며 영혼과 신체를 정화시키는 과정'으로 여겼다. 중세 시대 의료 활동을 하던 수도사들은 소작을 적극적으로 권장했고, 또 실제로 자주 쓰였다. 이런 소작 치료법에 두려움을 느끼고 도망치는 환자들도 많았는데, 소작의 고통을 두려워하는 사람들은 용기가 없고 성숙하지 못한 사람으로 취급받았다.

고통은 짧게, 즐거움은 오래

•

한국으로 놀러온 미국 친구에게 문자가 왔다. 여행 중에 구내염에 걸려서 음식을 도저히 먹지 못하겠다며, 효과 빠른 약 좀 추천해달라는 내용이었다. 그때 알보칠 사진을 보내주면서 "이거 바르면 하루 만에 다 나아"라고 추천했다.

그날 저녁 친구에게 답장을 받았는데, 한마디로 '놀라운 경험'이었다고 한다. 나중에 알고 보니 미국에서는 구내염약으로 알보칠을 사용하지 않는다고 한다. 실제로 아시아 몇몇 국가에서만 알보칠을 구내염 치료제로 사용하고 있다. 알보칠 성분인 폴리크레줄렌 또한 산부인과에서 자궁 경부 염증이나 감염 및 조직 손상의 국소 치료에나 사용할 뿐, 입안에 쓰는 경우는 거의 없다.

"처음 바르니 미칠 듯이 아팠는데, 시간 지나니까 하나도 안 아프더라! 덕분에 치킨 실컷 먹었어. 고마워, 친구!"

짧은 여행 기간에 먹는 것만큼 중요한 일이 어디 있겠는가. 잠깐의 아픔으로 3박 4일 동안 맵고 짠 한국 음식들을 실컷 먹을 수 있었다고 하니 결과적으로 적절한 약을 처방했다고 생각한다. 구내염으로 고생하고 있기에는 먹어야 할 것이 너무 많고 여행 기간은 짧다.

그런 의미에서 알보칠이야말로 '욜로'라고 할 수 있지 않을까? 사실 욜로라는 단어는 한국에서 '욜로'라는 단어가 유행하기 한참 전부터 미국에서 오랫동안 사용됐다. 1964년 이언 플레밍Ian Fleming의 소설 제목이자, 우리가 잘 아는 007 시리즈의 제목인 〈007, You Only Live Twice〉를 변형시켜 'You Only Live Once'가 탄생했다. 후에 캐나다 래퍼인 드레이크Drake의 노래에 욜로라는 단어가 등장하며 대중적으로 쓰이기 시작했다.

처음 욜로는 자신이 가진 돈다발과 차량을 늘어놓고 자랑하는 허세, 위험한 절벽이나 사자 우리에 들어가서 사진을 찍는 등의 치기 어린 행동, '인생 뭐 있나?' 식의 가벼운 인생관을 비꼴 때 주로 사용됐다. 그러다가 버락 오바마Barack Obama 전 대통령이 자국 정책을 홍보하는 중에 특유의 유머로 "YOLO, MAN"이란 말을 하면서 "한 번뿐인 인생이니 후회 없는 선택을 해라"로 의미가 바뀌었다. 이것이 전 세계적으로 유행을 탔고 오늘날 한국에서 쓰이는 '욜로'가 됐다.

"인생은 한 번뿐이다"라는 말에는 함축된 의미가 많다. 인생은 한 번뿐이기에 망설이지 말고 과감한 선택을 하라는 의미가 될 수도 있고, 한 번뿐이기에 과감히 달려가기보다 때때로 뒤를 돌아보며 재정비의 시간을 가져야 한다는 말일 수도 있다. 또는 한 번뿐이기에 지체하지 말고 끝장을 봐야 한다는 뜻일 수도 있다. 여러 의미로 해석될 수 있으나 결국 여기서 중요한 메시지는 "인생이란 돌이킬 수 없는 선택의 연속들 속에서 자신에게 옳은 선택을 하는 것"이다.

인생의 선택은 한순간이지만 인생을 완전히 바꾸는 결과를 낳기도 한다. 마찬가지로 입안 상처로 고통과 불편함이 오래 지속될 때, 알보칠은 그런 기나긴 고통을 한순간의 고통으로 바꿔준다. 그리고 마침내 편안함을 안겨준다.

"고통은 한 번뿐이다."

지루하고 불편하게 이어지는 통증을 한순간의 짜릿한 고통으로 바꾸는 선택권을 제시하는 이 약을 과연 '악마의 치료약'이라고 부를 만하다.

알보칠,
이렇게 사용하세요

✚ 나에게 맞는 입병 치료약 찾기

흔히 '입병'이라고 부르며, 구강에서 발생하는 염증성 질환을 통틀어서 '구내염'이라 한다. 구내염은 궤양성 구내염, 수포성 구내염, 미란성 구내염으로 나뉜다. 종류만큼이나 원인도 다양한데, 세균 감염, 바이러스 감염, 곰팡이 진균 감염, 비타민 결핍, 철분 결핍, 또는 입안의 상처로 인해 염증이 생길 수 있다. 가장 일반적인 구내염은 아프타성 구내염으로, 전 세계 인구의 20~40퍼센트가 겪을 만큼 흔하다. 특히 20대 젊은 층에서 가장 많이 발생하고 1~3개월 간격으로 재발한다.

입안의 구강 점막 세포는 인체 중 가장 빨리 세포가 재생되고 죽는 부위 중 하나다. 그래서 발병 시 1~2주가 지나면 자연스럽게 낫는 경우가 대부분이지만, 3주 이상 지속된다면 병원에서 진단을 받고 자신에게 맞는 치료법을 찾아야 한다. 잦은 재발과 음식물을 섭취할 때나 혀가 닿을 때 느껴지는 통증으로 많은 사람이 불편함을 겪는 질병인 만큼 자신에게 맞는 약을 찾아 사용하는 것이 중요하다.

1. 스테로이드제

'입병' 하면 가장 먼저 생각나는 연고는 오라메디일 것이다. 트리암시놀론triamcinolone이란 스테로이드 성분이 들어 있어 항염 작용이 뛰어나다. 전신 투여가 아니라 국소적으로 사용하므로 부작용 위험성도 적다. 입안에 바르는 연고이기 때문에 목 안으로 삼켜지지 않도록 끈적끈적한 제형을 사용하는데, 이런 제형이 불편하다면 입안에 붙여서 사용하는 펠렛 제형의 아프타치정을 추천한다. 1일 1~2회 환부에 부착해 사용하고, 삼키지 않게 주의해야 한다.

2. 살균 외용제

대표적으로 알보칠이 있다. 면봉에 약물을 적셔서 염증 부위에 정확히 바르면 된다. 1일 3회 정도 사용한다. 강한 산성 약물이기 때문에 치아 손상을 유발할 수 있어 알보칠 사용 시 치아에 닿지 않게 상처 부위에만 조심히 발라야 한다.

3. 구강용 국소마취제

항생제나 스테로이드제 사용이 꺼려진다면 국소마취제인 벤조카인 benzocaine과 리도카인lidocaine 성분을 사용하면 된다. 종류로는 사탕처럼 녹여 먹는 솔레쉬트로키와 바르는 연고인 카미스타드엔겔 등이 있다. 다만 과민반응과 알레르기 반응에 주의해야 한다. 카미스타드엔겔의 경우 1일 3회 이상 사용하지 않도록 한다.

4. 구강세정제

가글로 구내염을 치료하는 약이다. 일반적으로 소염진통제 성분과 살균소독제 성분이 들어 있다. 최근 TV 광고에 나오는 아프니벤큐는 소염진통제인 디클로페낙이 주성분이며, 치과에서 주로 처방되는 탄툼액도 소염진통제 성분으로 들어 있다. 입안 염증이 넓게 퍼진 경우에 효과적이다. 살균소독제의 경우 입안의 세균을 제거하는 데 효과적인데, 클로르헥시딘chlorhexidine, 벤제토늄염화물benzethonium chloride, 벤지다민염산염benzydamine hydrochloride 성분의 헥사메딘액, 케어가글액 등을 사용하면 된다.

08

열나고 머리 아플 땐

타이레놀

변비약	아스피린	구충제	수면제
타미플루	소화제	파스	알보칠
알레르기	마스크	스테로이드	
비타민제	소독제	타이레놀 ☆	

누군가는 반드시 책임져야 할 일

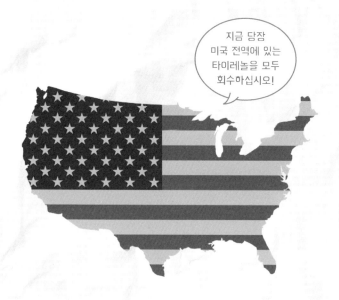

한날 한시에 연쇄적으로 일어난 살인사건에 미국 전역이 공포에 휩싸였다. 사망한 이들을 조사해보니 모두 청산가리가 든 타이레놀을 복용한 것으로 밝혀졌다. 타이레놀 제약회사 경영진들은 "미국 전역의 타이레놀을 전체 회수하겠다"라는 엄청난 선택을 내렸다.

1982년 9월 29일 미국 일리노이주, 아담 스탠리^{Adam Stanley}
와 그의 아내 테레사^{Theresa}가 다급하게 응급실로 달려갔다.
어둡고 추운 영안실 한가운데 싸늘한 주검이 된 시체 한 구가
있었다. 스탠리는 떨리는 손으로 천에 덮인 시신의 얼굴을 확
인했다. 그의 얼굴은 순식간에 일그러졌다. 두 손으로 얼굴을
감싼 채 울부짖었다.

시신은 그의 형인 아담 제누스^{Adam Janus}였다. 갑작스러운
형의 죽음. 그의 정확한 사인은 아직 알 수 없었다. 형은 왜
죽은 걸까? 끝없이 떠오르는 생각들을 짊어진 채 스탠리는
아내의 부축을 받으며 병원을 나섰다. 그들은 일단 형 제누스
의 집으로 가기로 했다. 형의 집에는 친척들이 모여 있었다.

모두 형의 소식을 듣고 한달음에 달려온 참이었다.

제누스는 성실한 우체국 직원이자 스탠리에게는 자상한 형이었다. 그의 삶은 특별하지도 않았지만 그렇다고 자살을 할 만큼 비참하지도, 누군가의 원한을 살 만큼 매정하지도 않았다. 가끔 그가 가벼운 가슴 통증 때문에 타이레놀을 먹긴 했지만, 건강에도 큰 문제는 없었다. 그런데 이렇게 갑자기 죽을 줄이야. 온갖 생각에 스탠리는 머리가 아파졌다.

"괜찮아?"

"응, 조금 혼란스러울 뿐이야. 저기 타이레놀 좀 주겠어? 머리가 아프네."

"그래, 힘든 날이었잖아. 나도 하나 먹어야겠어."

그들은 형의 집 선반에 있는 타이레놀을 나눠 먹으며 이 슬픈 밤이 어서 지나가길, 마음속 혼란이 잠잠해지길, 삶의 평안함이 다시 찾아오길 바랐다. 하지만 그날, 스탠리는 2시간 후 사망했고 그의 아내 테레사는 이틀 뒤 싸늘한 시체로 발견됐다.

같은 날, 메리 켈러만Mary Kellerman은 아침에 일어나자 몸 상태가 좋지 않다고 느꼈다.

"엄마, 나 아픈 거 같아요."

"어디가 아픈데?"

"목도 따갑고 콧물도 나는 것 같아요."

엄마는 딸의 이마에 손을 대봤다. 약간의 미열이 느껴졌다. 그녀는 며칠 전 상점에서 사온 타이레놀이 생각났다.

"이 약 먹고 좀 더 자렴. 그럼 괜찮아질 거야."

아침 해가 다 뜨지도 않은 오전 7시, 결국 켈러만은 12세라는 어린 나이에 사망했다.

메리 맥파랜드Mary McFarland는 직장에서 머리가 무거워짐을 느꼈다. 직장 생활 중 으레 겪는 가벼운 두통이었다. 그녀는 탕비실로 가서 선반 안에 들어 있는 타이레놀 한 알을 꺼내 먹었다. 그리고 몇 분도 채 지나지 않아 바닥에 쓰러진 채 발견됐다.

메리 레이너Mary Reiner는 며칠 전 넷째를 낳았다. 아이 넷을 키우는 것은 상상보다 훨씬 힘든 일이었다. 집안일과 육아를 병행하느라 온몸이 쑤시고 아팠다. 의사는 그녀에게 타이레놀을 권유했고, 그녀는 근처 상점에서 타이레놀을 사 먹었다. 그녀는 자기 위해 침실로 향했다. 그것이 당시 8세였던 딸 미셸 로젠Michelle Rosen이 본 그녀의 마지막 모습이었다.

한날 한시에 연쇄적으로 일어난 사망 사건에 미국 전역이 공포에 휩싸였다. 타이레놀은 다른 약들보다 효과도 좋고 안전하다고 알려진 약이었다. 도대체 원인이 무엇이었을까? 치명적인 약물 부작용이라 하기에는 너무나 순식간에 벌어진 일이었다. 제조 공정 중에 독극물이 생성된 것일까? 하지만 조사 결과 7명이 복용한 타이레놀은 전부 서로 다른 공장에서 만들어진 것이었다. 적어도 제조 공정의 문제는 아닌 것이다.

그러던 중 아담 형제가 먹었던 타이레놀을 조사하던 닉 피소Nick Pishos 검사관이 원인을 발견했다.

"처음 약병을 열었을 때만 해도 외관상 특별한 점은 없었어요. 하지만 책상에 약들을 쏟자 강한 아몬드 향이 퍼졌습니다. 바로 청산가리였지요."

당시 타이레놀은 정제가 아닌 캡슐제였기 때문에 쉽게 내부를 열 수 있었다. 우리나라는 약사가 직접 약을 건네주는 경우가 대부분이지만, 미국의 경우에는 마트 진열대에서 손님이 직접 물건을 집어갔다. 즉, 마트에서 범인은 사람들의 눈을 피해 타이레놀 약병을 열어 청산가리를 넣었고, 그것을 다시 진열대에 올려놓은 후 유유히 매장을 빠져나온 것이다.

경찰은 범인 검거에 전력을 기울였다. 용의자로 떠오른 수많은 범죄자의 지문 감식이 이뤄졌다. 하지만 누가, 왜, 어디서 범죄를 저질렀는지 도통 알 수가 없었다. 그사이에 추가 범행을 예고하는 편지가 등장했다. 한 미국인이 추가 범행을 막고 싶다면 100만 달러를 내놓으라며 타이레놀을 개발한 존슨앤드존슨사Johnson & Johnson를 협박했다. 그는 검거돼 협박에 대한 벌로 20년형을 선고받았지만 그가 사건의 범인이란 단서를 발견하진 못했다. 타이레놀 말고도 다른 약들을 이용한

모방범죄가 연이어 미국 전역에서 발생했지만 경찰은 지금까지도 타이레놀 사건의 범인이 누구인지 찾아내지 못했다.

타이레놀 복용을 즉시 중단하라

사망한 이들 모두 청산가리가 든 타이레놀을 먹었다는 소식이 알려지자 사람들은 집에 있던 타이레놀을 모조리 버리기 시작했다. 응급실에는 타이레놀을 먹고 이상 증세를 호소하는 환자들로 문전성시를 이뤘다. 타이레놀의 시장 점유율은 35퍼센트에서 7퍼센트로 급하락했고, 제약회사인 존슨앤드존슨의 주가도 곤두박질쳤다.

'이 상황을 어떻게 해결해야 할까?'

존슨앤드존슨 경영진은 고민에 빠졌다. 범인이 고의로 캡슐에 청산가리를 넣었기 때문에 사실상 회사가 법적으로 책임질 일은 없었다. 하지만 법적 책임이 문제가 아니었다. 타이레놀과 회사의 이미지에 큰 타격을 입었기 때문에 이를 해결해야만 했다. 가장 먼저 떠오른 해결책은 '타이레놀의 이름을 바꿔 재판매하는 것'이었다. 시간이 지나면 잊힐 테니 당분간 조용히 있다가 성분은 같고 이름만 바꾼 약을 다시 내놓는 것이다. 경영진은 이것이 가장 현실적인 방법이라 생각했다. 그러나 시간이 지날수록 문제는 커져만 갔다. 경찰차가 마을을 돌아다니면서 "타이레놀 먹지 마세요" 하며 권고할 정도였다. 그제야 경영진은 자신들의 해결책이 정답이 아닐 수도 있겠다는 생각에 서둘러 비즈니스 분야를 연구하는 전문 컨설팅 회사에 자문을 구했다.

위기관리 전문 매니지먼트의 앨런 힐버그^{Alan Hilburg}는 경영진들의 설명을 유심히 들었다. 상황을 이해하는 데는 긴 시간이 필요하지 않았다. 이미 TV와 뉴스에서 타이레놀 사망 사건 소식을 실시간으로 접해왔기 때문이다. 경영진은 사태를 설명하면서 내심 '조용하게 지나가기' 전략으로 해결되길 바랐다.

사태 설명은 끝이 났지만 힐버그는 그저 말없이 회의실의 넓은 창문 밖을 바라볼 뿐이었다. 경영진과 그 사이에 정적이 흘렀다. 긴 침묵을 깨고 힐버그가 입을 뗐다. 그가 제시한 해결책은 그들이 생각했던 것과는 정반대였다. 바로 '리콜'이었다. 경영진 중 한 사람이 물었다.

"좋습니다. 그럼 문제의 약들이 발견된 도시에서만 약을 회수하면 됩니까?"

"아니요."

"그럼 그 지역까지도요?"

"아니요."

"대체 어느 범위까지 해야 된다는 말입니까?"

"미국 전역이요."

경영진들은 고민에 빠졌다. 적어도 그들이 생각한 최선의 해결책은 아니었다. 생산을 중지하고 약을 모두 회수하는 데 엄청난 시간과 돈이 들었다. 자그마치 1억 달러로, 약 1,200억 원 규모였다. 누구 하나 쉽게 결정을 내리지 못하고 있을 때 힐버그가 말했다.

"여러분, 우리는 문제의 원인으로 심판받지 않습니다. '문제를 어떻게 책임지느냐'에 대한 심판을 받을 뿐입니다."

결국 존슨앤드존슨은 모든 타이레놀의 생산과 유통을 중지시켰고 시중의 모든 타이레놀을 회수하기 시작했다. 전국적으로 무려 3,100만 개가 넘는 병이 리콜됐다. 거기서 멈추지 않고, 회사 사장이 직접 뉴스 방송에 출연해 "여러분, 타이레놀 복용을 멈추십시오. ○월 ○일 이후로 제조된 병은 드시면 안 됩니다"라고 말하며 복용 중지를 권고하기까지 했다. 이후 타이레놀에 관한 문제는 빠르게 해결됐다. 모든 정보와 과정역시 정부 부처와의 협조를 위해 투명하게 공개됐다.

존슨앤드존슨은 사건 수습뿐만 아니라 같은 일이 다시 발생하지 않도록 문제 해결에도 신경 썼다. 가장 먼저 개선한 것은 타이레놀의 외관이었다. 기존의 캡슐제를 오늘날 사람들이 먹는 정제로 바꿨다. 통 안에 면화 솜을 넣은 뒤 그 위를 알루미늄으로 밀봉했고, 아이들이 쉽게 약통을 열지 못하도록 특수 캡으로 교체했다. 기존 약통과 비교하면 철통 보안 수준이었다. 회사는 소비자들이 기존의 캡슐약을 가져오면 무상으로 정제로 교환해줬다.

대중에게 정직함으로 다가갔던 존슨앤드존슨의 전략은 성공적이었다. 떨어졌던 시장 점유율도 1년 만에 가파르게 반등했다. 7퍼센트까지 떨어진 점유율이 30퍼센트까지 오른 것이다. 무엇보다 리콜됐던 제품이 다시 시중에 돌아오기까지는 단 2개월밖에 걸리지 않았다.

회사는 해당 사건에 직접적인 책임이 없었기 때문에 사실 그냥 넘어갈 수도 있었다. 하지만 사건 해결에 발 빠르고 적극적으로 대응하고, 사회와 정부 기관에 모든 과정을 투명하게 공개하는 모습을 보여주며 대중의 불안을 잠재웠다. 존슨앤드존슨은 지혜로운 대처로 위기를 무사히 넘겼을 뿐만 아니라 소비자의 건강과 안전을 최우선으로 중시한다는 이미지까지 얻었다.

존슨앤드존슨의 이러한 윤리경영은 오늘날 위기관리 분야 매니지먼트에서 대표적인 성공 사례로 꼽힌다. 이 사건 이후 위기관리는 기업 경영에서 수십억의 가치를 지닌 분야가 됐다. 힐버그는 말한다.

"투명하게 대중 앞에 나서십시오! 지금, 당장!"

우리는 아무 책임이 없다

·

타이레놀 사건과 반대되는 사건 하나가 떠오른다. 가습기 살균제 사건은 우리나라 역사상 최악의 화학 참사였다. 2011년 처음 가습기 살균제의 유해성이 수면 위로 떠올랐고 2020년인 지금까지 피해자 구제와 조사가 이뤄지고 있다. 그도 그럴 것이 가습기 살균제가 1994년 처음 우리나라에 판매됐고 7년 동안 시중에 유통됐기 때문에 그 기간 동안 엄청나게 많은 잠재적 피해 가능성을 쌓아왔다고 볼 수 있다.

시작은 서울아산병원에서 일어난 원인을 알 수 없는 폐 질환 환자 연쇄 사망 사건이었다. 폐가 섬유화 증상으로 딱딱하게 변했는데, 특이한 점은 바이러스나 세균 감염의 흔적을 발견할 수 없었고 사망자가 전부 임산부였다는 점이었다. 역학 조사 결과, 원인은 그들이 사용한 가습기 살균제 성분 때문으로 밝혀졌다.

가습기 살균제에 들어가는 물질인 폴리헥사메틸렌구아니딘Polyhexamethylene Guanidine, PHMG과 염화올리고에톡시에틸구아니딘Oligo(2-(2-ethoxy)ethoxyethyl Guanidine Chloride, PGH은 그 전부터 세척제로 쓰이던 원료였고, 피부에 닿거나 섭취해도 독성이 적고 살균력이 좋다고 알려져 있었다. 문제는 이 물질을 가습기를 통해 들이마셨을 때 어떤 독성을 일으키는지에 대한 연구 결과가 전혀 없었다는 것이다. 그럼에도 불구하고 옥시레 킷벤키저, 애경, 롯데마트, 홈플러스 등 기업들은 너도나도 가 습기 살균제를 판매하기 시작했고 정부는 이를 허가했다.

가습기 살균제를 가장 많이 판매했던 옥시레킷벤키저와 SK 케미칼 등의 여러 기업들은 모르쇠로 일관하며, 살균제 성분 의 유해성과 사망 사건의 인과성이 입증되지 않았다고 주장 했다. 재판은 번번이 연기됐고, 정부 부처와 기업들은 사건들 을 은폐하는 데 급급했다. 결국 사건이 발생하고 5년이 지난 2016년에야 전담수사팀이 구성돼 조사가 이뤄졌다. 당시 옥 시레킷벤키저 대표는 청문회에서 오히려 정부의 엄격한 품질 관리 기준이 없어서 일어난 일이라며 책임 전가하는 모습을 보였다. 그 뻔뻔한 태도에 수많은 국민들의 공분을 샀다.

기업들은 소비자들로부터 이익을 얻는다. 그렇기에 소비자 들에게 문제가 생겼을 경우 사회적으로 기본적인 책임을 마 땅히 져야 한다. 특히 의약품과 생활용품 등 건강과 밀접하게 관련된 기업일수록 소비자의 안전에 더 유념해야 한다. 하지 만 옥시레킷벤키저의 대응은 그렇지 못했다. 소비자에 대한 기본적인 인식과 대응의 한계를 보여준 것이나 다름없다. 여 론의 압박으로 옥시레킷벤키저 대표는 뒤늦게 대국민 사과를 했지만, 5년이란 기간 동안 실험 결과 조작 의혹과 책임을 회 피하려는 정황이 드러나면서 더욱 큰 비난을 받았다.

2020년 2월 18일, 사회적참사특별조사위원회에서 가습기 살균제 피해 가정 조사 결과를 발표했다. 피해자 1,152가구를 대상으로 한 조사에서 절반에 달하는 49.4퍼센트가 자살을 생각했고, 11퍼센트가 실제로 자살을 시도했다고 했다. 1,300명이 사망했고 남겨진 사람들도 폐 기능의 대부분을 잃은 채 살아가고 있다. 현장에 참석한 한 어머니는 자신의 손으로 아이를 죽였다는 죄책감에 하염없이 눈물을 흘렸다. 이들이 받은 피해, 가족들의 죄책감과 슬픔을 감히 금액과 수치로 표현할 수 있을까? 기업으로부터 배상과 보상을 받았다는 8.2퍼센트의 수치가 그저 초라하게만 느껴진다.

가습기 살균제 원료 공급 업체인 SK케미칼의 임원은 구속됐고, 공정거래위원회 관계자 23명은 가습기 살균제 사건과 관련해 고발됐다. 제조업체의 허위·과장 광고 사건을 조사한 기록을 파기·은닉·멸시했다는 이유에서였다. 7명의 사망자에 직접적인 책임이 없었음에도 발 빠르게 대처한 타이레놀의 사례와는 반대로 1,300명이 넘는 사망자를 냈음에도 지지부진하게 진행된 가습기 살균제 사건은 기업의 윤리와 책임에 대해 다시 한번 생각하게 만든다.

아직 끝나지 않은 이 사건에 머리가 아프다. 타이레놀 한 알 먹어야겠다.

타이레놀,
이렇게 복용하세요

✚ 열나고 아플 땐 타이레놀

열이 나고 아플 땐 가장 먼저 아세트아미노펜 계열 약을 추천한다. 그중 타이레놀은 대표적인 해열진통제. 이부프로펜, 덱시부프로펜 dexibuprofen, 나프록센 등 소염진통제와는 달리 타이레놀에는 소염 작용은 없는 대신 해열 작용이 뛰어나다.

'해열진통제' 하면 타이레놀 한 종류만 있다고 생각할 수도 있겠지 만, 웬만한 큰 제약사에는 타이레놀과 이름만 다를 뿐 같은 아세트아 미노펜 성분의 약이 꼭 있다. 우리가 알고 있는 게보린, 펜잘, 테라플 루, 해열제 시럽들에도 아세트아미노펜 성분이 들어간다.

우리 몸이 병에 걸렸을 때 인체는 면역세포를 활성화시키고 이 과정에서 열이 난다. 인체의 온도는 36.5도를 유지하는데, 1~5세의 어린이 경우는 37~37.5도로 어른보다 살짝 높은 정상체온을 가진다. 보통 37.5~37.9도를 미열이라 하고, 38도 이상일 때 고열로 본다. 앞서 말했듯, 아이가 아프면 상대적으로 안전하고 효과적인 아세트아미노펜을 복용하고 추가적으로 이부프로펜이나 덱시부프로펜 계열을 고려해볼 수 있다. 해열제 포장을 보면 '나이에 맞는 권장 용량'이 있고, '몸무게에 따른 권장 용량'도 함께 적혀 있다. 대부분 나이에 맞는 권장 용량을 따르는 경우가 많은데, 몸무게에 따른 권장 용량을 복용하는 것이 더 정확하다.

고열이 나면 꼭 해열제를 복용하길 바란다. 열이 나는 과정을 인체 회복의 자연스러운 과정이라고 생각해 해열제를 먹지 않는 사람들이 간혹 있는데, 열이 심할 경우 발한으로 인한 탈수에서부터 경련, 신경과 장기 세포 손상까지 이어질 수 있다는 점을 유의해야 한다. 지나치게 열이 높거나 3개월 이하 아기가 열이 나는 경우, 열이 나며 경련·경기를 일으키는 경우, 의식이 없거나 심하게 아플 경우에는 해열제를 복용하기보다 응급실로 가는 것이 우선이다.

가끔 해열제를 너무 많이 먹으면 저체온증이 오는 것 아니냐고 걱정하는 환자도 있다. 저체온증은 인체 온도가 35도 이하로 떨어지는 것을 말하는데 흔하게 발생하진 않는다. 만약 해열제를 먹고 저체온증이 온다면 방 온도를 높이고 양말을 신고 이불을 덮거나 몸을 따뜻하게 해주면 된다. 체온을 올려주기만 하면 크게 문제 될 일은 아마 없을 것이다.

➕ 해열제 교차복용법

해열제 교차복용법은 아이에게 한 가지 해열제를 먹여도 열이 잘 떨어지지 않는 경우 다른 계열의 해열제를 먹여서 열을 떨어뜨리는 것을 말한다. 실제로 요즘 소아·청소년과에서는 한 가지 해열제가 아니라 두 가지 해열제를 함께 주는 경우가 많다. 일반적으로 아세트아미노펜 계열(타이레놀 등)을 먼저 먹인 후 열이 떨어지지 않으면 2시간 후에 이부프로펜이나 덱시부프로펜 계열 약물(부루펜, 맥시부펜 등)을 먹인다. 또는 부루펜 계열을 먼저 먹이기도 한다. 다른 계열의 해열제는 보통 2시간 간격을 두고 먹이고, 같은 계열이면 4~6시간 간격을 두고 복용한다.

아세트아미노펜과 부루펜 계열은 약 포장지 색으로 구분 가능하다. 아세트아미노펜은 빨간색, 부루펜 계열은 파란색이나 보라색이다. 색으로 성분을 쉽게 구분할 수 있음에도 불구하고 '아세트아미노펜을 먹었는데 2시간 후에 또 같은 계열을 먹었다', '파란 약을 먹였는데 또 파란 약을 먹였다'라는 상담이 의외로 많다. 아세트아미노펜의 경우 복용 간격이 4시간, 이부프로펜의 경우 6시간이지만 한 번 정도 복용 시간을 어겼다고 해서 크게 문제될 일은 거의 없다. 다만 다음부터는 복용 시간을 준수하고 혹시나 있을 수 있는 위장장애·간·신장 부작용, 약물 알레르기 부작용을 주의해서 지켜봐야 한다.

아이가 알약을 삼키지 못해서 좌약을 사용하는 경우가 있다. '좌약은 엉덩이로 먹는 거니까(?) 크게 신경 쓰지 않아도 괜찮겠지'라고 안일하게 생각하는 사람이 종종 있는데, 내부로 들어가는 경로가 다를 뿐 좌약 성분도 입으로 먹는 해열제 성분과 같으며 인체 내에서 작용하는 방법도 같다. 따라서 좌약을 사용한 경우도 마찬가지로 약을 복용했다고 생각하고 적정 용량과 추가 약 사용을 지켜야 한다.

⊕ 아세트아미노펜의 장점과 주의점

아세트아미노펜은 3개월 이후 아이에게도 먹일 수 있을 만큼 안전하다고 알려져 있다. 소염진통제의 대표적인 부작용은 속 쓰림 같은 위장장애인데, 아세트아미노펜은 이러한 부작용이 없어 공복에도 복용할 수 있다.

아무리 아세트아미노펜이 안전하다지만, 이 성분을 조심해야 하는 사람도 분명 있다. 바로 술을 자주 마시는 사람이다. 아세트아미노펜은 간에서 90퍼센트가 대사되는데, 술을 마실 경우 치명적인 간독성 물질을 생산해 간 손상뿐 아니라 사망까지 이를 수 있다. 실제로 미국에서는 매년 몇백 명이 이 부작용으로 사망하고 있다.

술을 많이 마시는 사람들이 겪는 숙취의 대표적인 증상이 두통이다. 만약 전날 먹은 술 때문에 두통이 심해서 별다른 의심 없이 타이레놀을 복용하거나, '타이레놀만 아니면 되겠지'라는 생각으로 같은 성분의 다른 약을 먹는다면 끔찍한 약물 부작용을 겪을 수도 있음을 유념해야 한다.

09

항염 효과가 뛰어난 만병통치약

스테로이드

변비약	아스피린	구충제	수면제
타미플루	소화제	파스	알보칠
알레르기	마스크	스테로이드	
비타민제	소독제	타이레놀	

욕심이라는 이름의 날개

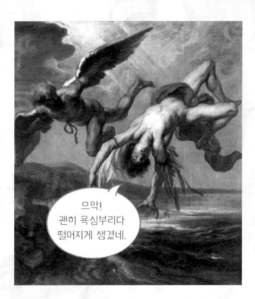

으악!
괜히 욕심부리다
떨어지게 생겼네.

이카로스는 하늘 높이 더 오르고 싶었다. 태양 가까이 다가가고 싶은 욕심에 날개가 녹는 줄도 모르고 날아오르다 결국 바다에 빠지고 말았다. 지금도 인간의 한계에 도전하는 수많은 '이카로스'들이 스테로이드에 손을 대고 있다. 과연 그들은 이카로스와 달리 원하는 바를 이뤘을까?

'치트키Cheat Key'라는 단어를 아는가? 치트Cheat는 '속이다'라는 뜻으로 컴퓨터 게임에서 자신에게 유리한 방향으로 만들어주는 프로그램이나 암호화된 문장을 말한다. 게임 진행 과정에서 우리는 장애물과 마주한다. 이런 장애물은 때론 성장하는 재미를 주기도 하지만, 실패를 반복하게 되면 오히려 재미를 경감시키는 요소가 되기도 한다. 이때 치트키를 쓰면 쉽고 빠르게 문제가 해결된다. 게임 속 능력을 비약적으로 늘려서 문제를 해결시키거나 아예 장애물을 생략하고 다음 단계로 넘어갈 수 있게 돕는다. 하지만 치트키를 과도하게 쓰면 마찬가지로 특정 과제와 어려움을 해결하는 재미나 성장의 과정을 느낄 수 없게 된다.

약물들 중에서도 치트키 하면 생각나는 약이 있다. 바로 항염증약인 스테로이드다. 흔히 스테로이드라고 하면 사람들은 대부분 두 가지를 떠올린다. 첫 번째는 피부 연고나 감기약으로 처방하는 스테로이드다. 피부에 바르는 연고, 정형외과, 내과 등에서 처방하는 스테로이드제는 정확히 말하면 글루코코르티코스테로이드Glucocortico Steroid, 부신피질호르몬Adrenal Cortical Hormone 등으로 부르며, 인체에서 강한 항염증 작용을 하기 때문에 염증 반응을 일으키는 대부분의 병에 쓰인다. 천식, 알레르기성 비염, 아토피 피부염, 접촉 피부염, 크론병, 류마티스 관절염, 결막염에 이르기까지 염증을 일으키는 거의 모든 병에 쓸 수 있는 말 그대로 '만병통치약'이다.

두 번째는 보디빌더나 운동선수들 사이에서 문제가 되고 있는 스테로이드다. 정식 명칭은 아나볼릭스테로이드Anabolic Steroid다. 인체 근육의 주성분인 단백질을 동화하기 때문에 아나볼릭스테로이드는 근육을 생성하는 스테로이드라고 할 수 있다. 남성호르몬으로 알려져 있는 테스토스테론Testosterone도 아나볼릭스테로이드의 일종이다. 이 물질은 단백질을 생성하게 함으로써 근육량을 빠른 속도로 늘려준다.

루머가 만들어낸 물질 X

.

미국 메이오클리닉 내과 과장이었던 필립 쇼월터 헨치Philip Showalter Hench 박사와 그의 동료 에드워드 캘빈 켄들Edward Calvin Kendall 박사는 며칠 동안 실험실에서 밤샘 연구를 하고 있었다. 두 박사의 모습에는 초조한 기색이 역력했다. 이만큼 실험을 했으면 뭐라도 나와야 하는데 화합물에 대한 연구에 진전이 거의 없었다. 가뜩이나 양도 부족했던 실험 물질은 점점 줄어들고 있었고 지금도 슬슬 바닥이 드러나는 중이었다.

그들이 연구하던 것은 소의 부신에서 발견한 '물질 X'라고 부르는 물질이었다. 5년 동안 심한 류머티즘 관절염으로 고통받던 29세 여성 환자에게 물질 X 주사를 투여했는데, 휠체어 신세를 져야 했던 그녀가 불과 나흘 만에 벌떡 일어나 쇼핑을 하러 나갈 수 있을 정도로 회복한 바 있었다. 이것이 상용화된다면 류머티즘이라는 거대한 산을 정복하는 것은 시간문제로 보였다.

그러나 1그램의 물질 X를 만들기 위해선 소의 부신 1톤이 필요한데, 안타깝게도 연구에 사용할 만큼 양이 충분치 않았다. 헨치와 켄들 박사는 물질 X를 대량으로 생산할 수 있는 합성법을 연구하고자 했지만 정부는 이 물질 연구에 아무런 관심을 주지 않았다. 제2차 세계대전 참전을 앞둔 미국 정부로서는 전쟁에 당장 필요한 항생제와 항말라리아제 공급이 더 시급했기 때문이다.

부족한 자금에 사라질 뻔한 이 연구를 살려낸 것은 어이없게도 전쟁 중에 퍼졌던 한 소문 덕분이었다. 제2차 세계대전의 공중전에서 승패를 좌우하는 중요한 요소는 '높은 고도를 정복하는 것'이었다. 기술 발전으로 전투기의 속도가 빨라지기 시작하면서 당시 공중전에서는 적의 기체에 접근해 공격한 뒤 빠르게 적의 사거리에서 빠져나가는 전술이 기본이 됐다. 따라서 적보다 높은 고도를 선점하는 능력이 곧 파일럿들에게는 승패를 결정짓는 중요한 요소였다. 하지만 이를 위해서 파일럿들은 높은 고도로 올라갈수록 산소량이 부족해 생기는 저산소증이란 장애물을 극복해야만 했다.

당시 미국 파일럿들은 독일 공군의 파일럿들에게 고전을 면치 못했다. 3만 피트까지가 인간의 한계라고 믿었던 미국 파일럿들에게 독일군은 4만 피트까지 올라가 총알을 퍼부었다. 미국 파일럿들은 독일 조종사들이 높은 고도에서도 버틸 수 있게 해주는 어떤 약을 사용했을 것이라 생각했다.

어느 날 미국정보부는 독일군이 아르헨티나에서 소의 부신을 대량으로 몰래 사들이고 있다는 정보를 입수했다. '그렇다면 소의 부신에 있는 어떤 물질로 저산소증을 극복한 것이 아닐까?' 하는 소문이 미국 국방부까지 퍼지게 되면서 자연스레 부신 화합물인 물질 X를 개발하기 위한 대규모 프로젝트가 시작됐다. 덕분에 헨치와 캔들 박사는 미국 정부의 지원으로 제약회사 머크Merck와 함께 대규모 합성법을 발견할 수 있었다. 이것이 최초의 스테로이드 치료제 성분인 코르티솔cortisol이다.

독일군이 스테로이드를 사용해 높은 고도로 비행했단 소문이 사실이 아닌 것으로 밝혀지자 연방정부의 지원도 곧바로 중단됐다. 하지만 코르티솔이 류머티즘에 강한 항염증 효과가 있음을 알아낸 두 박사와 머크사는 연방정부의 지원이 끝난 후에도 연구를 계속 진행했다. 그 결과 오늘날 류머티즘을 포함해 감기, 천식, 아토피 피부염 등 다양한 염증 반응에 쓰이는 스테로이드가 개발됐고, 헨치와 캔들 박사는 스테로이드를 발견한 공로로 노벨상을 받았다.

스테로이드 발견의 의의 중 하나는 병의 작용기전에 대한 무지를 뛰어넘을 수 있었다는 점이다. 흔히 병을 치료하려면 먼저 병이 발생하는 인체 기전과 원리를 정확히 알고 있어야 하지만 세상에는 아직 원인조차 알 수 없는 질병들이 많다. 질병의 원인을 모를 때 우선 염증 반응이 일어나면 일단 스테로이드를 쓰는 방식으로 문제를 해결하곤 했다. 어쨌든 항염증 효과는 뛰어나니 '모르면 일단 스테로이드'라는 만능 공식을 만들어낸 것이다.

그러나 현재 감기약, 관절약, 피부약, 만성염증질환 등 여러 약들에 스테로이드가 쓰이면서 무분별한 사용이 문제가 되고 있다. 오죽했으면 발견자인 헨치 박사마저도 노벨상을 받는 시상식에서 전 세계 사람들에게 스테로이드를 과용하지 말아달라고 호소했을 정도다. 스테로이드의 대표적인 부작용은 만월안모Moonface로 지방이 축적되면서 얼굴이 달처럼 둥글게 변하는 것이다. 또한 몸이 붓고 혈압이 올라가거나 골다공증이 생길 수도 있다. 사춘기 전 어린이의 성장에 문제를 일으키기도 하니 반드시 적정 용량을 준수해야 한다.

활력제로도 이용하다

어느 나라에서건 동물의 성기를 사람의 정력이나 활력을 높이는 약재로 사용하는 것을 볼 수 있다. 이 미신 같은 민간요법이 정말로 효과가 있는 방법인지 확인해보기 위해 독일 의사 아놀드 아돌프 베르톨드Arnold Adolph Berthold는 자신의 집 뒷마당에서 키우던 수탉들의 고환을 제거한 뒤 다른 닭의 배에 이식하는 엽기적인 실험을 자행했다. 후에 닭들의 행동이 공격적이고 위풍당당해진 모습을 관찰했고, 동물의 고환에 실제로 '일종의 활력제'가 있음을 발견했다.

1935년에는 화학자 아돌프 부테난트Adolf Butenandt와 레오폴드 루지치카Leopold Ruzicka가 최초로 합성 테스토스테론 주사를 만들어냈다. 이 주사는 성 호르몬 분비가 선천적으로 부족하거나 성장 발육이 더딘 사람들을 위해 사용됐다. 하지만 제2차 세계대전 당시 독일 과학자들은 이 주사가 질병이 있는 사람뿐만 아니라 일반인들에게도 효과가 있음을 알아냈다. 영양실조에 시달리는 군인들의 체중을 늘리고 운동 능력을 향상시키는 데 사용했으며 군인의 공격성과 전투력을 향상시키는 데도 활용했다.

인간의 욕심은 끝이 없고

.

그리스 로마 신화에서 천재 건축가이자 발명가였던 다이달로스Daedalus는 미노스Minos 왕의 의뢰를 받고, 반은 황소 머리, 반은 인간의 모습을 한 식인괴물 미노타우로스Minotaurs를 가두기 위한 미궁 라비린토스를 제작했다. 이 미궁이 얼마나 거대하고 복잡했냐면 설계자인 자신조차도 빠져나올 수 없을 정도였다.

실제로 다이달로스는 그의 아들 이카로스Icaros와 함께 그 미궁에 갇혔는데, 그 이유는 아테네의 영웅 테세우스Theseus에게 미궁에서 빠져나올 수 있는 방법을 알려줬기 때문이었다. 탈출 방법을 고민하던 다이달로스는 새들이 떨어뜨린 깃털과 밀랍을 이용해 날개를 만들었고, 하늘을 날아 미궁을 탈출했다. 뜨거운 태양열에 쉽게 녹는 날개였기 때문에 그는 아들에게 신신당부를 했다.

"이카로스! 절대 태양 가까이 날아오르면 안 된다!"

하지만 하늘을 날게 된 기쁨에 취한 이카로스는 날개가 녹는 줄도 모르고 더 높이 날아오르려다가 그만 에게해에 빠져 그대로 물거품과 함께 사라졌다. 더 높은 곳으로 날아오르고자 했던 한 인간의 욕심이 스스로를 파멸로 이끈 것이다.

이러한 인간의 욕심은 육체의 한계에 도전하는 스포츠에서도 잘 나타난다. 바로 '도핑Doping'이다. 도핑이란 스포츠 경기에서 불법이나 금지 약물을 복용하는 것을 말하며, 대표적인 약물로는 앞서 말한 아나볼릭스테로이드가 있다.

스테로이드는 기능에 따라 세 가지로 나뉘는데, 먼저 항염증 효과가 뛰어난 글루코코르티코이드와 혈압과 전해질 조절에 관여하는 미네랄코르티코이드Mineral corticoid, 마지막으로 우리가 흔히 남성호르몬과 여성호르몬이라 부르는 성 호르몬Sex Hormone이 있다. 이 중 남성호르몬 안드로겐Androgen은 남성성의 발현과 단백질 동화 작용이 있어 도핑에 사용된다.

최근 보디빌더들이 스테로이드 약물을 사용했음을 고백하

는 이른바 '약투' 논란이 있었다. 더 튼튼하고 거대한 근육질 몸매를 만들기 위해 스테로이드 약물을 과다하게 주사하면서 여러 가지 부작용들(남성 유방화, 탈모, 여드름, 조직 괴사, 발기부전 등)이 나타났다며, 무엇보다 많은 보디빌더들이 암묵적으로 이 약을 사용하고 있다고 말해 큰 충격을 줬다.

올림픽과 같은 국제경기대회에서 논란되는 도핑은 이제 놀랄 일도 아니다. 가장 최근만 해도 2019년 광주 세계수영선수권대회에서 도핑이 있었고, 2018년 도핑테스트 거부 사건으로 중국의 쑨 양孙杨 선수가 논란을 일으켰으며, 2015년에는 한국의 박태환 선수가 도핑 의혹으로 활동이 정지된 적이 있었다. 수영뿐만 아니라 야구에서도 2007년 미국 상원의원이 제출한 보고서로 당시 야구 슈퍼스타들이 대부분 약물 복용을 했다는 충격적인 내용의 미첼 보고서Mitchell Report 사건, 2013년 바이오제네시스를 통해 당시 여러 선수들이 약물 사용에 연루된 바이오제네시스 스캔들Biogenesis scandal 등이 있었다. 사이클의 황제라 불리는 랜스 암스트롱Lance Armstrong도 약물 사용으로 사이클계에서 영구 제명된 바 있다. 이처럼 프로레슬링, 이종격투기, 육상, 심지어 바둑까지 약물은 경쟁을 하는 거의 모든 스포츠에서 사용됐다.

승리 지상주의가 만들어낸 것

•

1956년, 당시 멜버른올림픽은 스포츠의 각축장이기도 했지만 공산주의와 민주주의 체제의 우월성을 보여주는 또 하나의 전쟁터였다. 4년 전 헬싱키올림픽에서 미국과 소련은 메달 집계 총점 76점과 71점으로 1위 경쟁을 했었다. 그래서 많은 이들이 이번 역시 미국과 소련의 불꽃 튀는 대결 구도를 예상했다. 그러나 멜버른올림픽에서는 98점과 74점이라는 압도적인 차이로 소련이 승리했다. 소련 선수들이 엄청난 신체 능력을 바탕으로 미국 선수들을 앞지른 것이다. 도대체 그들에게 무슨 일이 있었던 것일까?

당시 운동 마니아였던 존 보슬리 지글러John Bosley Ziegler는 미국 역도팀 주치의로 활동하면서 우연히 소련 역도 선수들에게 아나볼릭스테로이드를 이용하면 좋은 퍼포먼스를 낼 수 있다는 말을 듣게 됐다. 그 후 자신이 다니던 제약회사 시바Ciba에서 합성 스테로이드인 다이아나볼Dianabol을 개발했다. 다이아나볼은 1958년에 FDA의 승인을 받고 더 많은 근육을 원했던 현직 선수들과 보디빌더들을 중심으로 빠른 속도로 퍼져나갔다.

올림픽에서도 약물을 이용한 양 진영의 경쟁으로 1970년까지 많은 종류의 합성 스테로이드가 등장했고, 더 많은 선수들이 더 좋은 성적을 위해 약물을 사용했다. 스포츠에서 약물 사용을 멈춰야 한다는 주장이 나왔지만 크게 영향력이 있지는 않았다. 약물의 부작용과 위험성이 널리 알려지지 않은 시기기도 했고, 이념 간의 싸움을 상징했던 스포츠 대결에서 만연했던 '승리 지상주의' 역시 도덕적 책임을 외면하는 데 한몫했다. 1968년이 돼서야 국제올림픽위원회International Olympic Committee, IOC에서 스테로이드를 이용한 도핑을 제재하기 시작했다.

지글러는 처음에는 미국 역도 선수들에게 다이아나볼을 권할 만큼 스테로이드에 대해 호의적이고 열정적이었으나 스테로이드 부작용에 대한 심각성을 깨달은 후부터는 연구를 중단했다. "다이아나볼을 개발한 것은 죽기 전까지 두고두고 후회할 일"이라며 고백하기도 했다.

약발 좋은 병원의 비밀

운동선수들이 아나볼릭스테로이드의 유혹에 시달린다면, 우리나라 의료계는 부신피질호르몬인 글루코코르티코이드의 유혹에 시달리고 있다. 감기에 걸렸을 때나 피부과에서 항염증 약으로 처방받는 스테로이드가 바로 그것이다.

스테로이드는 항염증 효과가 뛰어나고 약효도 빠르게 나타난다. 뿐만 아니라 감기 환자의 염증을 치료하거나 아토피 환자의 피부를 진정시키고, 나아가 류머티즘 골다공증 환자의 병의 진행 속도를 경감시키는 등 여러 분야에 사용할 수 있다. 하지만 그만큼 부작용도 많아 장기간 또는 과다 사용을 피해야 한다.

이른바 '약발 좋은 병원'에서 처방전을 받아온 한 어머님이 있었다. 아이가 감기에 걸려서 가까운 내과에서 진료를 받고 약을 1주일이나 먹었는데도 낫지를 않아 엄마들 사이에서 감기 빨리 낫게 하는 곳으로 소문난 병원까지 일부러 찾아가서 처방을 받아온 것이다. 처방전을 보니 항히스타민, 진해거담제, 해열제, 기침억제제 시럽만 네 개에 스테로이드 가루까지 있었다.

우리 정서상 '빨리 낫게 해주는 약이 좋은 약', '빨리 낫게 해주는 병원이 좋은 병원'이라는 인식이 퍼져 있어서 약사로서 심히 우려스럽다. 사실 스테로이드는 병의 근본 원인을 치료하기보다 일시적으로 증상을 완화시키는 것에 더 가깝다. 그 일시적인 증상 완화를 완치라고 착각하는 것이다. 문제는 스테로이드를 과하게 사용한 병원이 '잘 낫는 병원'으로 알려져 환자가 몰리게 되면 자연스럽게 다른 병원에서도 스테로이드를 과하게 처방하는 악순환이 반복될 수 있다는 것이다.

오죽하면 "소아·청소년과는 스테로이드를 얼마나 잘 쓰느냐에 달려 있다"는 말이 나올 정도다. 대형병원들은 이런 입소문에 큰 영향을 받지 않겠지만 동네 의원급 병원들은 쉽게 유혹에 빠질 위험이 있다. 실제로 2018년 스테로이드 처방 현황을 보면 전체 스테로이드 처방 7,857만 1,000건 중 6,421만 8,000건이 의원급 병원에서 이뤄졌다. 약 81.7퍼센트로 스테로이드 처방의 대부분을 차지한다.

환자들은 자신이 스테로이드에 얼마나 노출돼 있는지 모른다. 본인도 모르게 스테로이드를 장기간 과하게 사용하고 있을지 모르니 각별한 주의가 필요하다. 특히 어린아이의 경우 체표면적이 넓어서 피부에 바른 스테로이드 연고가 전신으로 흡수될 가능성이 높다. 천식이나 감기 등으로 스테로이드제를 추가로 처방받을 수도 있어 처방받는 약 중에 스테로이드가 들어 있는 약이 있는지 약사에게 꼭 물어보도록 하자.

전설의 추락

영화 〈터미네이터〉의 주인공 아놀드 슈왈제네거Arnold Schwarzenegger를 아는가? 우락부락한 근육질을 가진 그의 몸매를 본 적 있다면 그가 배우 이전에 보디빌더였다는 사실은 그다지 놀랍지 않을 것이다. 그는 세계적으로 유명한 보디빌더 대회인 미스터올림피아^{Mr. Olympia}에서 무려 7번이나 챔피언에 올랐다. 그러나 그의 7연패 기록을 깬 무시무시한 남자가 있었으니, 바로 보디빌딩계의 전설 로니 콜먼^{Ronnie Coleman}이다.

로니 콜먼은 보디빌더들에게 전설에 가까운 존재였다. 1톤 레그프레스^{Leg Press}를 가볍다고 외치는 그의 모습에 어떤 이들은 그를 '로랜드 고릴라'라고 표현하기도 했다. 빌더로서 재능 있는 몸과 유전자를 가지고 있던 그는 순식간에 혜성처럼 등장해 수많은 대회를 제패했다. 그는 인간이 가질 수 있는 가장 강한 근육과 힘에 도달하고 싶다는 욕심에 결국 불법 약물에 손을 대게 됐다.

전설의 보디빌더였던 그는 현재 척추 재건술과 10번이 넘는 고관절 수술을 했다. 무대 위에서 왕관을 쓴 채 거대한 이두박근을 드러내던 거대한 신이 아니라 환자복을 입고 보조기를 이용해 겨우 걷는 인간이 돼버린 것이다. 여러 원인이 있지만 많은 이들이 '약물로 인한 부작용'을 의심한다.

약물 부작용과 장기 손상으로 생을 마감한 오스트리아 출신 보디빌더 안드레아스 뮌저^{Andreas Munzer}, 약물 과다 복용으로 뇌종양에 걸려 생을 마감한 미식축구 선수 라일 알자도^{Lyle Alzado} 등 많은 선수들이 심장마비로 돌연사하거나 근육과 관절 괴사로 고통스러운 말년을 보냈다. 여성 보디빌더의 경우 과다한 남성호르몬 사용으로 성전환 수술을 한 경우도 있다. 그럼에도 불구하고 많은 보디빌더들이 인간의 한계에 도전하기 위해 주저 없이 약물에 손을 댄다. 수많은 이카로스들이 태양을 향해 날아가다가 추락하고 있다.

스테로이드 연고,
이렇게 바르세요

✚ 스테로이드 연고

제형은 연고, 크림, 액상, 로션이 있고, 강도는 연고가 가장 세고 그다음으로는 크림, 로션, 액상 순으로 강하다. 넓은 부위에 바를 때는 액상과 로션을 사용하고, 좁은 부위에는 로션과 연고를 사용한다. 특히 연고는 기름기가 많아 오랫동안 약효를 유지할 수 있다.

습진, 가려움, 건선 등에 쓰는 이른바 광범위피부질환 연고는 중간세기의 스테로이드 성분을 사용한다. 세레스톤지, 쎄레코트, 노바손 등이 있다. 네오덱스안연고, 포러스안연고, 페리덱스연고 등 눈 주변에 바르는 안연고와 상처에 바르는 복합마데카솔, 입안에 바르는 오라메디 연고에도 스테로이드 성분이 들어 있다.

⊕ 얼마나 발라야 할까?

연고나 크림 외용제의 경우 손가락 끝마디 단위Finger Tip Unit, FTU 를 사용한다. 외용제를 쭉 짜서 검지 마지막 마디까지 짜면 1FTU이 며 0.25그램 정도다. 1FTU는 성인 손바닥만 한 면적 두 개를 커버할 수 있는 양인데, 만약 발라야 할 부위가 손바닥만 하다면 0.5FTU, 즉 검지의 절반 길이만큼 짜서 사용하면 된다. 나이와 부위에 따라 사용 해야 할 스테로이드 양이 다르므로 자세한 내용은 아래 표를 참조하 기 바란다.

부위 \ 나이	3~12개월	1~3세	3~6세	6~10세	10세 이상 (성인 포함)
얼굴, 목	1	1.5	1.5	2	2.5
손, 팔	1	1.5	2	2.5	4
발, 다리	1.5	2	3	4.5	8
가슴 앞부분, 복부	1	2	3	3.5	7
등, 엉덩이	1.5	3	3.5	5	7

·출처: 오스트레일리아 의약품 지침서(Australian Medicines Handbook).

혹시 습진이나 건선, 아토피 때문에 연고를 너무 자주 바르고 있진 않은가? 피부가 하얗게 변하거나 실핏줄이 보이진 않는가?

알약이나 주사로 처방받는 스테로이드는 전문의약품으로 의사와 약사 관리하에 있다. 그러나 피부에 바르는 스테로이드 연고는 일반 의약품으로도 살 수 있어 환자 개인의 주의가 필요하다. 스테로이드를 너무 많이, 오래 사용할 경우 피부 혈관이 위축돼 피부가 얇아지거나 여드름이 나거나 색소 침착 등의 부작용이 생길 수 있다. 따라서 스테로이드 연고는 기본적으로 4주까지만 사용해야 한다. 소아의 경우에는 3주까지다. 일반적으로 1일 1~2회 도포하고, 마찬가지로 너무 자주 사용할 경우 부작용 발생률이 높아질 수 있으므로 주의해야 한다. 연고류는 개봉 후 6개월, 로션·크림류는 개봉 후 3개월 이내 사용해야 한다.

스테로이드의 세기도 고려해야 한다. 아이나 우리 얼굴에도 바를 수 있는 순한 성분은 프레드니솔론prednisolone, 히드로코르티손 hydrocortisone이 있고, 리도멕스크림, 베로아크림, 락티케어로션 등을 사용하면 된다. 세기가 가장 강하다는 클로베타솔프로피오네이트 clobetasol propionate 성분은 더모베이트에 들어 있다.

10
기생충을 없애는
구충제

변비약	아스피린	⭐구충제	수면제
타미플루	소화제	파스	알보칠
알레르기	마스크	스테로이드	
비타민제	소독제	타이레놀	

개 구충제가 암을 치료한다고?

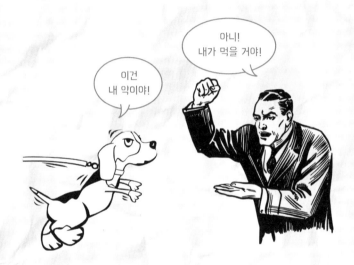

"개 구충제를 먹고 3개월 만에 암이 완치됐다"는 한 영상이 퍼지면서 많은 말기 암 환자들이 지푸라기라도 잡는 심정으로 개 구충제를 복용하고 있다. 여전히 개 구충제가 암 치료에 효과가 있네, 없네로 말이 많은 가운데, 과연 우리는 이 현상에 대해 어떻게 바라보는 것이 좋을까?

시간이 지나면서 우리나라는 기생충과 거리가 먼 국가가 됐다. 젊은 세대들은 살면서 구충제를 한 번도 먹어본 적 없는 사람이 대부분일 것이다. 한 알에 500원, 1,000원이던 구충제가 언젠간 아무도 찾지 않는 희귀약이 될 것이라 생각했는데 쓸데없는 걱정이었다. 최근 개 구충제로 사용되던 펜벤다졸fenbendazole이 '암 치료제 가능성 여부'로 의학계의 뜨거운 감자로 떠올랐기 때문이다.

펜벤다졸이 암을 완치시켰다?

·

"혹시 펜벤다졸 있나요?"

오랜만에 들은 성분명에 순간 무슨 약인지 기억나지 않았다. 개 구충제도 아니고 '펜벤다졸'이라니?

"아니요, 저희 약국은 동물의약품은 취급하지 않습니다. 죄송합니다."

동물용 의약품은 허가된 약국에서만 판매할 수 있는데, 그당시 내가 일했던 약국은 동물 약을 취급하지 않았다. 어쩐지 그날은 유난히 펜벤다졸을 찾는 사람들이 많았다. 경험상 일반 환자가 특정 성분명을 언급하며 찾는 일은 그다지 좋은 신호가 아니었다. 그다음 날이 돼서야 사람들이 펜벤다졸을 찾는 이유를 알게 됐다.

2016년, 말기소세포폐암으로 시한부 판정을 받은 조 티펜스Joe Tippens가 개 구충제를 먹고 3개월 만에 암이 완치됐다고 주장하며, 이러한 자신의 경험을 담은 10분 분량의 영상을 유튜브에 올렸다. 이 영상은 우리나라에 큰 파장을 일으켰고, 자연스레 구충제를 찾는 사람들이 늘어나 동물용으로만 사용되던 펜벤다졸이 한순간에 동이 났다. 동시에 펜벤다졸과 구조가 유사하면서 사람용으로 쓰이던 알벤다졸albendazole, 메벤다졸mebendazole 역시 관심의 대상이 됐다.

조 티펜스는 신약 임상시험에 참여하면서 항암치료제와 친구가 권한 개 구충제를 함께 복용한 사람으로, 실험에 참여했던 83명의 환자들 중에서 2퍼센트에 불과한 완치 사례였기 때문에 더욱 주목을 받았다. 치료 방법은 이러했다. 먼저 개 구충제인 펜벤다졸을 222밀리그램 섭취힌다. 3일간 섭취하고 4일은 약을 먹지 않는 휴약기를 가진다. 그는 펜벤다졸뿐만 아니라 다른 보조제도 먹었는데, 그것은 비타민 E 800밀리그램과 커큐민^{curcumin}, 그리고 CBD 오일이었다. 비타민 E는 우리가 흔히 토코페롤^{tocopherol}이라고 알고 있는 항산화제다. 커큐민은 카레의 주원료인 강황에 들어 있는 성분으로 항종양, 항산화, 항염증 효과가 있다. CBD 오일은 대마에서 추출한 오일로 경련, 발작, 항암, 진통에 효과가 있다. 우리나라에서는 마약류로 분류돼 판매 및 사용 금지돼 있어 헴프 시드 오일 등 대체 오일을 사용한다.

개 구충제의 암 치료제 가능성

지금도 여전히 "효과가 정말로 있네, 없네"로 말이 많다. 결론부터 말하자면 현재 나와 있는 연구 자료들로는 "펜벤다졸은 암 치료에 효과가 있다"라고 명확히 말하기 어렵다. 약

7건 정도의 관련 연구 자료가 있는데, 모두 사람이 아닌 동물 실험이었고 오히려 약물 부작용으로 간암이 심해진 결과도 있었다. 우리나라 정부와 보건당국 역시 현재 개 구충제의 항암 효과는 임상적으로 충분한 근거가 없으며, 오히려 과량 복용할 경우 간, 신장에 심각한 부작용을 일으킬 수 있으니 먹지 말라고 단호하게 발표했다. 국립암센터에서는 위 사태를 고려해 펜벤다졸 관련 항암 임상실험을 검토하기도 했지만, '임상실험을 할 가치가 없다'는 결론을 내렸다.

또한 조 티펜스가 구충제 복용 이전에 항암치료를 받았다는 점, 펜벤다졸 관련 이슈가 정작 미국에서는 큰 반향을 일으키지 않았고 한국에서만 큰 이목을 끌었다는 점, "〈네이처 Nature〉지에 논문이 올라왔으며 의학적 근거도 있다"라는 조 티펜스의 주장과는 달리 실제로는 〈네이처〉지가 아닌 〈네이처〉지의 산하인 〈사이언티픽스 Scientifics〉의 내용이었다는 점 등을 고려하면, 의학적 근거가 부족하다고 여길 수밖에 없다.

사실 구충제의 항암 효과는 이미 오래전부터 제기돼왔다. 기생충을 죽이는 기전이 암세포를 죽이는 기전에도 사용할 수 있을 것이라 생각했기 때문이다. 암은 쉽게 말해 '끊임없이 분열하는 세포'다. 마치 좁은 땅에 부실건물을 계속해서 세워나가며 주변 환경을 파괴하는 것처럼 암세포는 일반 세포보다 훨씬 빠르게 무제한으로 자기복제를 하고 다른 세포들의 영양분을 빼앗으며 끝내 인체기관을 파괴한다.

건물을 세우기 위해서는 토대가 되는 철근 구조를 먼저 세워야 한다. 세포 분열에서 그 역할을 하는 것이 바로 세포 분열과 활동을 관장하는 기관인 마이크로튜블Microtuble이다. 구충제는 이 마이크로튜블이라는 골조 공사를 막아서 기생충을 죽인다. 암세포 역시 세포 분열을 위해 마이크로튜블 철근을 세우기 때문에, 같은 원리로 보자면 구충제가 끊임없이 분열하는 암세포를 억제시킬 수 있다고 볼 수 있다. 실제로 빈크리스틴vincristine, 빈블라스틴vinblastine, 파클린탁셀paclitaxel, 도세탁셀docetaxel 등이 유사한 기전으로 이미 항암치료에 사용되고 있다. 이는 개 구충제가 다른 치료에도 사용될 수 있음을 시사한다.

원래 양성 전립선비대증을 치료하기 위해 개발했던 프로페시아가 남성형 탈모 치료제로 쓰게 된 것처럼 기존 약물에서 다른 효과를 발견해 다른 용도로 사용하는 것을 약물 재창출Drug Repurposing이라고 한다. 약물 재창출 케이스는 생각보다 많다. 아스피린도 처음에는 해열진통제로만 쓰이다가 혈전 방지 효과가 발견돼 심혈관질환 예방용으로도 판매되고 있으며, 비아그라 역시 고혈압약으로 연구되다가 발기부전 치료 효과가 발견돼 아예 발기부전 치료제로 판매되고 있다. 신약 연구 방법 중 약물 재창출은 특히 많은 이점을 가지고 있는

데, 그중 제일은 약 효과 발견과 임상시험 사이에 걸리는 시간과 노력을 절약할 수 있다는 점이다. 기존 신약 발견과 임상시험 사이의 간격이 9년 정도 걸리는 것에 비해 약물 재창출은 3~4년 정도밖에 걸리지 않고 비용도 상대적으로 적게 든다. 항암치료처럼 치료비가 많이 들고 새로운 약물 발견이 절실한 분야에서 약물 재창출은 새로운 가능성으로 떠오르고 있다.

영국 항암기금Anticancer Fund, AF에서 운영하는 신약 재창출 Repurposing Drug in Oncology, REDO 프로젝트 역시 그 일환 중 하나다. 항암기금은 2009년 설립된 국제적 비영리 조직으로서 암 치료에 대한 효율적 연구와 지원을 하는 단체이며, REDO 프로젝트를 통해 기존에 존재하는 약물 중에서 암 치료에 효과가 있을 것으로 기대되는 약물들과 각 약물의 세포실험 결과, 사례, 데이터, 임상실험 결과, 관찰연구 결과 등을 수집하고 이를 공개한다. 항암치료의 가능성이 있는 후보로는 타이레놀과 카페인, 비아그라, 비타민 C와 D뿐 아니라 항생제, 진통제, 당뇨약, 바이러스약, 고지혈증약, 통풍약 등 전혀 다른 분야에서 쓰이는 약들도 많다. 타이레놀의 성분인 아세트아미노펜은 임상 결과나 세포실험 결과 등 근거가 꽤 탄탄한 물질 중 하나이며, 현재 논란인 알벤다졸, 메벤다졸 등 구충제 성분 역시 리스트에 포함돼 있다.

그러나 구충제의 항암 효과에 대한 논리적 근거는 여전히 부족하다. 짚고 넘어가야 할 점도 한둘이 아니다. "체내흡수율이 20퍼센트 미만이기 때문에 안전하다"는 주장은 반대로 "흡수율이 낮아서 효과가 없다"는 반론과 부딪힌다. 구충제는 장 안에 사는 기생충을 죽이기 때문에 체내로 흡수되지 않고 그럴 필요도 없다. 하지만 암세포는 인체 내부에 생기기 때문에 어떻게든 몸 안으로 흡수돼야 한다. 이를 위해 구충제를 장기간 과다 복용해야 한다고 하지만, 결국 이 점 역시 "기존 복용과는 다른 투약으로 간, 혈액, 신경에 부작용을 일으킬 위험이 있다"는 반박을 받을 수밖에 없다. 특히 환자가 일반인보다 몸이 약한 암 환자이기 때문에 더 조심스럽다.

탈리도마이드의 악몽을 되풀이할 것인가

"저희 약은 아기와 임산부가 먹어도 안전합니다."

1954년, 독일 제약회사 그뤼넨탈Grünethal은 탈리도마이드라는 진정제를 출시했다. 탈리도마이드는 시장에 등장한 지 5년 만에 46개국에 판매됐고, 한때 아스피린만큼이나 많이 팔리는 베스트셀러였다. 탈리도마이드가 그렇게 뜰 수 있었던 데는 제약회사의 마케팅 덕분이었다. 그뤼넨탈은 탈리도마이드의 동물실험 결과를 근거로 약의 안전성을 강조했다. 많은 양을 쥐에게 주입해도 쥐가 죽지 않았다는 실험 결과를 통해 '임산부와 아이 역시 사용할 수 있을 만큼 매우 안전한 약'이라고 홍보했던 것이다. 탈리도마이드가 임산부의 입덧 완화에 효과가 좋다는 보고까지 나오자 '임산부의 입덧 완화제'로 수없이 팔려나갔다.

1960년, 탈리도마이드의 인기는 유럽을 건너 미국까지 넘어갔다. 이 유명한 약이 FDA의 허가를 받고 미국 시장에 진입하게 된 것이다. 하지만 이 행보에 제동을 건 사람이 있었다. 바로 FDA의 프랜시스 켈시Frances Kelsey 박사였다. 그녀는 탈리도마이드가 인체를 대상으로 한 임상시험 자료가 부족하다고 지적했다. 당시 제약회사와 그들로부터 로비를 받은 정부 부처 관계자들은 심기가 불편했다. 하지만 그녀는 개의치 않고 임상시험 자료 부족을 근거로 결국 탈리도마이드 시판을 불허했다. 많은 이들이 이 획기적이면서 편리하고 새로운 약물을 불허한 것에 불만을 나타냈다. 하지만 이후 엄청난 반전이 일어났다.

첫 부작용 사례는 탈리도마이드 제약회사인 그뤼넨탈의 여직원한테서 나타났다. 그가 낳은 딸이 귀가 없는 상태로 태어난 것이다. 이후 유럽 전역에서 팔다리가 없거나 짧은 신생아, 뇌가 텅 빈 채로 태어나는 신생아의 사례가 점차 늘어나기 시작했다. 1961년, 의학 학술지 〈란셋The Lancet〉은 탈리도마이드를 복용한 임산부에게서 심각한 기형아 출산이 보인다는 논문을 발표했고, 결국 1962년 탈리도마이드는 판매를 금지당했다.

탈리도마이드를 허가했던 국가들의 피해는 너무나 컸다. 무려 1만 2,000명의 기형아가 태어났고 그보다 더 많은 수의 사산아가 발생했다. 지금도 탈리도마이드 사건은 허술한 의약품 허가로 발생한 최악의 약물 사고 중 하나로 꼽힌다. 그리고 끔찍한 약화 사고를 막은 공로로 켈시 박사는 존 F. 케네디John F. Kennedy 대통령에게 최고 시민봉사상을 받았다.

탈리도마이드 사건으로 현대의학은 값진 교훈을 얻었다. 새로운 약물을 허가하기 위해서는 의학적 근거, 특히 '인체를 대상으로 한 임상시험 결과'가 반드시 필요하다는 사실을 말이다. 1962년, 미국은 약물에 대한 감시와 승인 절차를 강화하는 키포버-해리스Kefauver-Harris 약물개정법을 통과시켰다. 이후 미국 시장에서 허가받는 약들은 인체 임상시험 결과를 반드시 제출해야 했고, 아울러 기존 약들에 대한 재조사도 이뤄졌다. 재조사를 통해 1962년까지 허가된 약들 중 무려 40퍼센트에 해당하는 약물들이 '효능 없음'으로 밝혀져 결국 퇴출당했다.

의학 진보는 얼음 절벽을 오르는 것에 가깝다. 천천히 올라가다가도 행여 실수라도 하면 올라온 만큼이나 더 아래로 떨어지기 때문이다. 현대의학이 인체의 신비를 계속해서 정복해온 것처럼 보여도, 수은과 아편, 중금속, 독성물질, 중독성 약물들이 얼마 전까지만 해도 버젓이 치료 목적으로 사용됐던 역사를 되짚어보면 의학의 진보가 항상 선형적으로 발전한 것이 아니라 퇴보와 진보를 번갈아왔음을 알 수 있다.

현대의학은 잘못된 치료의 나락으로 또다시 미끄러지는 것을 막기 위해 근거중심의학Evidence-based medicine이란 방법론을 구축했다. 하나의 치료법이나 약물이 허가받고 사용되기 위해서는 논리적이고 정확하게 통제된 실험하에 이뤄진 충분할 정도의 많은 사례와 임상 결과, 즉 합당한 근거가 필요하다는 말이다. 그렇기에 현대의학은 매번 등장하는 새로운 사례나 치료법에 보수적인 태도를 취할 수밖에 없다. 그러나 우리가 과거보다 더 정확하고 안전한 의료 혜택을 누릴 수 있는 데는 역시 근거중심의학 덕분이라 할 수 있다.

근거라고 해서 아무 정보나 근거라고 다 받아들이지는 않는다. 현대의학에서 근거가 중요해진 만큼 의학 근거를 5단계로 나눠 살핀다. 이를 근거 피라미드Evidence Pyramid라고 한다. 여러 결과를 취합해서 연구하는 '메타분석'과 가짜 약과 진짜 약을 무작위로 주고 실험하는 '무작위 대조연구'가 근거 중에 가장 신뢰할 수 있는 근거가 된다. 하지만 사람이 아닌 동물을 대상으로 한 '동물 실험', 내가 먹어보니 괜찮다는 '환자 개인 사례', '유튜브 상의 전문가 견해'는 근거 신뢰도의 가장 낮은 단계에 속한다. 의학계가 구충제에 대한 회의적인 시각을 보이는 이유가 바로 이 때문이다.

의학계는 현재 진행 중인 구충제 항암 효과에 대한 임상실험 결과에 주목하고 있다. 미국 존스홉킨스대학교에서는 임상 1상 진행 중이고, 스웨덴 웁살라대학교에서는 2상 실험이 진행 중이다. 영국 케어온콜로지클리닉은 메벤다졸과 다른 약물 조합으로 3상 실험을 진행하고 있으며, 이집트 탄타대학교도 대장암 환자를 대상으로 3상 실험을 진행 중이다. 약물은 1상부터 4상까지 총 네 가지 실험을 단계적으로 거치는데, 특정 약물의 치료 효과를 논하려면 적어도 3상에 진입해야 한다. 설령 3상에 진입했더라도 15퍼센트의 확률로 성공한다는 점을 고려하면 아직까지 '구충제 항암 효과를 입증하는 근거'라고 섣불리 말하긴 어렵다.

목숨을 담보로 희망을 걸다

·

그럼에도 불구하고 여전히 지푸라기라도 잡는 심정으로, 또는 현대의학에 대한 불신으로 개 구충제에 눈을 돌리는 사람들이 많다. 심지어 "사람이 먹는 구충제, 즉 알벤다졸과 플루벤다졸flubendazole도 항암 효과가 있다", "구충제를 꾸준히 먹으면 건강해진다"와 같은 잘못된 정보들도 퍼지고 있는 실정이다. 몇몇 의사들과 환자들은 유튜브와 인터넷 카페를 통해 구충제를 이용한 암 치료법을 공유하고 치료 후기를 올리기까지 한다.

개그맨 김철민은 2019년 8월 폐암말기 판정을 받았다. 항암치료를 병행하면서 조 티펜스의 영상을 보고 개 구충제 복용을 결심했다. 그는 SNS를 통해 자신의 건강상태를 지속적으로 알렸다. 그의 검진 결과는 꽤 긍정적이었다. 먼저 암 수치가 400대에서 200대로 크게 감소했다. 5까지 정상인 것을 고려하면 아직 높은 수치지만 분명 감소한 것은 사실이었다. 컴퓨터단층촬영Computerized Tomography, CT과 양자단층촬영Position Emission Tomography, PET 영상도 주목할 만하다. 폐암 크기가 줄어들었으며 전이된 뼈도 현재 상태를 유지하고 있고, 간에 있던 암세포도 좋아졌다. 구충제 복용으로 걱정되던 간 수치와 신장 수치 또한 모두 정상으로 나왔다. 폐암말기 환자라는 점에서 보면 아주 긍정적인 결과였다.

김철민뿐만 아니라 많은 말기 암 환자들이 "나는 이제 선택지가 없어요. 어차피 죽을 거면 여기에 희망을 걸어보는 거예요"라고 말한다. 작은 희망이라도 걸어보고 싶은 마음은 충분히 이해한다. 그러나 기존의 항암치료를 중단하고 구충제를 복용하는 것은 매우 위험하다. 구충제를 복용하더라도 반드시 전문가와의 상담 후에 결정해야 한다.

암은 정말 무섭고 극복하기 힘든 질병이다. 그럴수록 암 환자가 병을 이겨내는 데 필요한 것은 '타인과 의학계에 대한 불신과 새로운 방법에 대한 맹목적 의존'이 아니라 '의사와 약사, 전문가들과의 상호 커뮤니케이션과 올바르고 효과적인 치료의 꾸준함'이다. 지금까지 인체를 대상으로 한 암 연구 논문은 자그마치 300만 개가 넘는다. 이런 수많은 연구와 치료법 중에서 선별하고 또 선별해서 가장 효과적인 치료로 선택된 것이 현재의 암 치료법이다. 수많은 성공과 실패, 생존과 죽음을 딛고 얻어낸 치료법이 단순히 한 사람의 경험담, 그것도 확실치 않은 이유로 흔들려선 안 된다고 생각한다.

현대의학은 더 많은 환자를 살리고 안전하게 치료하기 위해 묵묵히 자신의 할 일을 하고 있다. 아울러 느리지만 새로운 약들에 관한 연구도 진행 중이다. 앞서 말했듯 REDO 프로젝트에 있는 항암치료제 약물 후보군은 300개가 넘는다. 하지만 지금 말기 암환자에게는 선택지가 부족할뿐더러 시간도 충분치 않다. 인류가 언젠가 암을 정복한다 하더라도 그때까지 마냥 기다릴 수도 없는 노릇이다. 현재 많은 환자들이 본인이 구충제를 먹으면서 암 수치는 얼마나 줄었는지, 통증은 얼마나 경감됐는지와 같은 사례들을 공유하고 있는데, 조심스러운 이야기지만 이 자료들이 언젠가 의학적 가치가 생길 것이라 생각한다. 낮은 단계의 근거라도 이런 사례들이 모이면 새로운 암 연구의 초석이 될 수도 있기 때문이다.

인류에게 암 치료는 정복해야 하는 과제 중 하나다. 아직도 효율성이나 안전성에서 넘어야 하는 산이 많다. 우리나라만 해도 174만 명의 암 환자가 있으며, 연간 치료비로 7조 원이 쓰이고 있다. 이는 개인뿐만 아니라 전 인류적 차원에서도 고통이자 부담이다. 그래서 우리는 하루빨리 더 효과적이면서 저렴한 약들을 개발해 암 환자들을 치료해야 한다. 만약 개 구충제가 정말로 항암 효과가 있다고 판명된다면 이 기적 같은 이야기가 미래 세대에 두고두고 회자될 것이다. 한동안 외면받았던 구충제가 어쩌면 항암치료의 새로운 희망이 되지 않을까 하는 작은 희망을 걸어본다.

구충제,
이렇게 복용하세요

⊕ 기생충 감염과 증상

경제가 발전하고 위생 환경이 개선되면서 기생충 감염률은 점차 낮아졌지만, 아이러니하게도 현재에 와서 다시 증가하고 있다. 농약으로 키운 채소 대신 사람들이 유기농 채소나 직접 키운 채소를 섭취하고, 산책을 하고 온 반려동물이 집 안으로 기생충을 가져오기 때문이다. 또한 해외여행을 가는 사람들이 많아짐에 따라 새로운 문화뿐만 아니라 새로운 기생충도 접할 기회가 많아졌다.

기생충 감염 증상은 다음과 같다.

• 회충: 고열, 호흡곤란 등.

• 요충: 항문 가려움, 변비, 식욕부진 등.

- 십이지장충: 현기증, 빈혈 등.

- 편충: 식욕부진, 구역질, 설사 등.

✚ 구충제 복용 가이드

구충제는 간에서 대사가 이뤄지기 때문에 심한 간 질환 환자는 의사와 상담 후 복용해야 한다. 임산부와 수유부의 경우에는 태아에 영향을 줄 수 있기 때문에 피해야 한다. 앞서 말했듯 구충제는 예방 목적으로는 효과가 없으므로 구충제 감염이 된 이후에 먹어야 한다.

구충제 성분에는 알벤다졸과 플루벤다졸이 있다. 알벤다졸 성분의 약으로는 후리졸, 젠타졸, 윈다졸이 있는데, 나이가 24개월 이상일 경우 복용할 수 있고 1일 1정 섭취하면 된다. 유·소아는 반 알만 먹어야 한다. 요충의 경우에는 약을 먹은 후 1주일 뒤에 약을 한 알 더 먹어야 한다. 중증 감염일 경우에는 3일간 1일 1회 투약한다. 플루벤다졸 성분의 약으로는 젤콤정, 훌벤현탁액이 있다. 12개월 이상이면 사용 가능하고, 1일 1회 1정 복용한다. 유·소아, 성인 관계없이 한 알만 먹으면 되기 때문에 간편하게 먹을 수 있다는 장점이 있다.

11

바이러스를 막는 최고의 방법

마스크

변비약	아스피린	구충제	수면제
타미플루	소화제	파스	알보칠
알레르기	마스크 ☆	스테로이드	
비타민제	소독제	타이레놀	

사람은 바이러스를 싣고

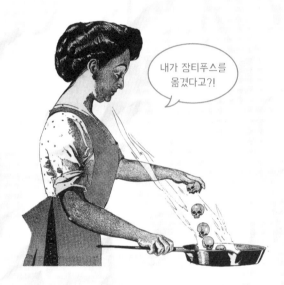

메리 말론이 만든 디저트는 모두가 좋아할 만큼 일품이었지만, 이상하게도 그녀의 요리를 먹은 이들은 모두 병을 앓다 죽었다. 그러나 그 누구도 말론을 의심하지 않았다. 어쨌든 그녀는 생계를 위해 직장을 옮겼고 거기에서 또 그녀는 기묘하고 우연한 불행들과 마주했다.

메리 말론Mary Mallon의 주변에는 병으로 죽는 지인이 많았다. 그녀는 주변에서 일어나는 죽음이 단순히 자신의 기구한 삶의 한 단면이라 여겼다. 처음 일했던 뉴욕 마마로넥에서 사람들이 열병에 걸려 쓰러졌을 때에도, 다음으로 일했던 맨해튼의 가정집에서 세탁 직원이 죽었을 때에도, 부자 변호사 헨리 길슨Henry Gilsey의 집에서 네 명이나 설사병으로 앓아누웠을 때에도 마찬가지였다. 그녀는 그들을 열심히 간호했지만 갈수록 병은 악화될 뿐이었다.

무서운 악재가 그녀의 직장을 휩쓸고 지나가면 그녀는 자신의 주변에서 일어나는 재앙을 뒤로한 채 다른 직장으로 옮겨갔다. 죽은 이들을 애도하면서, 한편으로 자신을 피해서 일어나는 재앙에 안심하면서 말이다.

　말론은 1869년 아일랜드에서 태어났다. 1884년 많은 아일랜드 여성들처럼 아메리카 드림을 품고 미국행 배에 몸을 실었지만, 그녀가 그곳에서 할 수 있는 일은 가정부나 하인, 세탁소, 청소부 같은 잡일뿐이었다. 15세라는 어린 나이임에도 그녀는 가난을 견뎌내기 위해 닥치는 대로 일을 시작했다. 그러던 중 자신에게 딱 맞는 일을 찾았는데, 그것은 요리였다. 그녀의 요리 실력은 꽤 훌륭했다. 그녀가 만든 생복숭아와 아이스크림을 곁들인 디저트는 모두가 좋아할 정도로 일품이었다. 다만 요리를 맛본 이들이 병을 앓다 단명한 점만 빼면 말이다.

　의사는 죽은 이들의 사망 원인을 '장티푸스'로 진단했다. 장티푸스균으로 인해 걸리는 이 병은 2주 안에 증상이 나타나고 발열, 복통, 설사 등을 일으킨다. 심하면 4주 안에 죽을 수 있는 무서운 병이었다. 다행히 말론은 주변 사람들이 병에 걸릴 때도 장티푸스로부터 안전했다. 사망 원인을 조사하러 온 조사관들은 위생 환경이 좋지 않고 영양섭취가 부족한 빈민층에서 주로 일어나던 장티푸스가 왜 부잣집 가정에서 연달아 일어났는지 이해할 수가 없었다. 하지만 아무도 말론을 의심하지 않았다. 당시에는 장티푸스가 사람에게서 전파될 수 있다는 점과 다른 사람들처럼 열이나 복통 같은 증상이 나타나지 않는 이른바 '무증상감염자'가 존재한다는 사실을 몰랐기 때문이다.

말론은 직장에서 일어난 기묘하고 우연한 불행들을 생각할 새도 없이 이삿짐을 꾸려야 했다. 어쨌든 그녀는 젊고 건강했으며 무엇보다 생활을 위해서 돈과 일자리가 필요했다. 다음 직장이 있는 롱아일랜드의 오이스터베이로 향했다.

지금, 우리 동네에서 벌어지고 있는 일

·

"인천 미추홀구의 한 교회에서 코로나바이러스 집단 감염이 일어났습니다. 해당 교회는 앞서 코로나바이러스 확진 판정을 받은 부평구 모 교회 목사가 참석한 것으로 알려졌으며⋯⋯."

어디서 많이 본 듯 익숙한 교회가 아침 뉴스에서 나오고 있었다. 내가 일하는 약국에서 5분 거리에 있던 교회였다.

내가 사는 지역에서 코로나바이러스 전파 사례가 발생하니 약사로서도 무척 불안했다. 약사에게 무서운 것은 확진자가 아니라 '무증상감염자'다. 확진자의 경우에는 감염 여부를 이미 알고 있으니 미리 대처할 수 있겠지만, 무증상감염자는 자신이 감염됐는지도 모르기 때문에 그 상태로 누군가에게 바이러스를 옮기고 다닐지도 모르기 때문이다. 하루에도 마스크를 사러 약국을 방문하는 수많은 사람 중에 무증상감염자가 있다 해도 이상할 것이 없었다. 아무쪼록 걸리지 않도록 마스크를 항상 쓰고 있는 수밖에 없었다. 열이 난다거나 감기약을 사러 온 손님 앞에서도 흐트러진 마스크 매무새를 고치고 손 소독제를 다시 한번 바르기도 했다.

지긋지긋한 코로나바이러스가 전 세계적인 장기전으로 이어지고 있다. 확진자 수가 떨어진다 싶으면 굵직굵직한 사건들이 연달아 터졌다. 코로나바이러스 박멸이 어려운 이유는 코로나바이러스의 높은 전파율 때문이다. 일단 초기증상이 일반 감기와 비슷해서 구분하기가 쉽지 않다. 또 고열이나 기침 같은 증상 없이 바이러스를 전파하는 무증상감염자 비율이 높다. 인플루엔자바이러스와 감기가 평균 16퍼센트인데 반해 코로나바이러스의 무증상감염자 비율은 최대 81퍼센트까지 된다.

현재 우리나라도 무증상감염자가 증가하고 있다. 이로 인해 전파 경로를 추적할 수 없는 일명 '깜깜이 전파'의 비율이 10퍼센트까지 증가했다. 방역 당국 입장에서는 음지에서 일어나는 전파가 많아지면 관리와 예방이 훨씬 힘들어질 수밖에 없다. 정부의 경고를 무시하고 방심한 감염자들이 사람들을 만나고 바이러스를 전파하다가 나중에 확진을 받는 경우도 더러 있고, 지금도 병에 걸렸다는 자각 없이 사람들이 많은 건물과 공간을 다니고 있을지도 모른다. 또는 일반적인 감기로 착각하고 내버려뒀다가 큰 전파로 이어질 수도 있다. 전파가 많이 일어났던 '대구 신천지발 종교단체 전파', '구로 콜센터발 전파', '이태원 클럽발 전파', '인천 개척교회발 전파' 등이 그러한 대표적인 예다.

누가 그녀를 이렇게 만들었을까?

"말론, 그들이 장티푸스에 걸린 건 당신 때문이에요!"

"헛소리 마요. 나를 마녀라고 생각하는 건가요?"

말론은 날카로운 주방 포크로 조지 소퍼 George Soper 박사를 위협했다. 자신이 장티푸스의 전파원일 것이라는 사실을 믿고 싶지 않았다.

1906년, 말론은 부유한 은행가의 가정집에 고용됐다. 그 집에 살던 11명 중 6명이 장티푸스로 사망하게 되자 공중보건 전문가인 조지 소퍼 박사가 이곳에 파견됐다. 그는 장티푸스가 사람을 통해 전파된다고 생각했고, 들어온 지 얼마 되지 않았던 말론을 유심히 살펴보기 시작했다. 그녀의 주변인들이 장티푸스에 걸렸었다는 점, 그녀가 평소 손을 씻지 않고 요리를 했었다는 점, 그녀가 만든 디저트가 균을 쉽게 전파할 수 있다는 점을 미뤄봤을 때, 그녀에게 증상은 없지만 그녀가 다른 사람들을 감염시킬 수 있는 '무증상감염자'일 수도 있다고 생각했다. 하지만 그의 주장에 말론은 분노했다. 하마터면 포크로 그를 찔러버릴 뻔했다. 그녀의 격한 부인에도 불구하고 그녀는 공중보건 위협 혐의로 보건국에 체포됐고, 노스브라더아일랜드의 한 병원으로 이송돼 3년간 격리당했다. 의사들은 강제로 채취한 그녀의 배변에서 수많은 장티푸스균들을 발견했다.

오랜 격리 기간 끝에 말론은 "요리사가 아닌 다른 직업을 가질 것"이란 서약서를 쓰고서 사회로 나왔다. 그녀가 새로 시작한 일은 세탁 일이었다. 하지만 일은 고되고 급여는 터무니없이 낮았다. 월 50달러를 벌던 요리사의 수입보다 절반이나 적은 20달러를 벌었다. 그녀는 여전히 가난했다. 더군다나 사고로 손을 다친 후에는 거의 6개월간 일을 할 수 없었다. 결국 그녀는 다시 요리사로 돌아갔고, 그때부터 메리 말론이라는 이름 대신 메리 브라운Mary Brown이라는 가명을 사용했다. 직장에서 장티푸스가 발병하면 곧바로 직장을 옮기고 행선지를 감춰 아무도 자신을 찾을 수 없게 했다.

1915년, 그녀는 뉴욕의 한 산부인과에서 일했는데, 25명이 장티푸스에 감염되고 2명이 사망하는 사건이 벌어졌다. 이곳에서 덜미가 잡힌 그녀는 다시 노스브라더아일랜드 병원으로 돌아갔고, 그곳에서 무려 23년간 격리됐다가 1938년 폐렴으로 사망했다.

모든 전문가가 미국 보건기관의 대처에 긍정적인 시각을 가진 것은 아니었다. 말론은 가난했고 사실상 생계를 위해 직장을 그만둘 순 없었다. 그녀는 죽을 때까지 자신이 장티푸스 전파자라는 사실을 인정하지 않았다. 이러한 점에서 전문가들은 보건당국이 말론에게 장티푸스에 대한 정보를 확실하게 전달하고, 그녀의 행동으로 사람들이 어떤 피해를 보는지 제대로 알려줬어야 했다고 지적했다. 동시에 그녀가 격리를 끝내고 사회로 나왔을 때 사회 복귀와 재활을 책임지고 도와줬어야 했다고 목청을 높였다.

그러나 전문가의 입장과는 반대로 언론은 그녀의 이야기를 대서특필하며 그녀에게 '장티푸스 메리Typhoid Mary'라는 별명을 붙였다. 이후 장티푸스 메리는 전염병을 전파시키는 보균자, 악습을 퍼뜨리는 인물을 나타내는 관용구로 쓰였다. 그녀는 이 별명을 지독히도 싫어했고 신경쇠약으로 고통받았다. 신문에는 음식에 죽음의 숨결을 불어넣는 듯한 말론의 모습이 대문짝만하게 실렸고, 병원에서는 그녀를 강제로 격리한 채 3일에 한 번씩 대변 표본을 제공하도록 했다. 이런 과도한 억압과 신상 정보 강제 노출은 오히려 그녀가 보건당국을 믿지 못하게 하는 계기가 돼버리고 말았다.

자유와 안전 그 중간에서

·

　말론의 사례는 방역을 책임져야 하는 사회가 '개인의 자유와 권리', '공중보건과 국민안전' 사이에서 어떤 균형을 맞춰야 하는지에 대한 시사점을 던진다. 말론의 경우 보건당국은 장티푸스 전파를 막겠다는 생각만을 가지고 그녀의 자유와 권리를 과하게 억압했고, 정작 그녀의 미래와 생계에 대해서는 아무런 관심을 가지지 않았다. 결과적으로 장티푸스의 추가적인 전파를 불러오게 만드는 원인으로 크게 작용했다.

　우리나라는 어떨까? 우리나라는 현재 바이러스 전파의 장기화와 일련의 큰 사건들로 인해 '사회적 거리 두기'와 '마스크 착용 의무화' 등 엄격한 방역 정책을 고수하고 있다. 자연스레 누군가와도 만나지 못하고 집에만 있게 되면서 우울증과 무기력증을 호소하는 사람들이 늘어났다. 방역 정책이 장기화될수록 격리 공간을 탈출하는 일탈도 벌어지는 중이다. 확진자 동선 공개 때문에 개인의 은밀한 사생활 영역까지 드러나는 일이 생기기도 했다. 또한 사람들이 많이 모이는 노래방, 헬스장은 집합 제한 명령이 떨어졌고 이를 어길 시에는 벌금을 부과했다. 코로나바이러스 이후 우리 일상은 마스크를 쓰고 생활하는 것만큼이나 답답해졌다.

중학생인 조카가 학교에 가기 시작했다. 개학을 했다가 확진자가 나와서 폐쇄된 후 3주 만에 다시 학교에 나간다고 한다. 지금 같은 시기에 아이들의 등교는 학부모들 사이에서도 의견이 분분하다. 정규 교육을 받고 친구들을 만나고 사회성을 기르는 학교생활이 코로나바이러스로부터 아이들을 지키는 것만큼이나 중요하다는 의견과, 코로나바이러스 전파를 막기 위해선 개학을 더 늦춰야 한다는 의견이 팽팽하다.

과연 무조건적인 격리와 장기적인 폐쇄만이 정답일까? 사회적 동물이라고 불리는 우리 인간에게 '사회적 거리 두기'는 본능을 거스르는 불편하고 힘든 일이라 할 수 있다. 돈을 벌기 위해 직장에 나가야 하고, 가게 문을 열어 생계를 유지하고, 사람을 만나 외로움을 잊거나 종교 활동을 하고, 취미를 통해 즐거움을 얻는 것은 개인의 생존 차원에서 건강만큼이나 중요한 영역이 아닐까?

코로나바이러스로부터 안전한 세상을 위해

초창기에는 각 나라마다 마스크 착용 의무화에 대한 의견이 분분했었다. 우리나라는 코로나바이러스가 확산되면서 마스크 착용 의무화를 빠르게 시행시켜 공공기관이나 대중교통 이용 시에는 마스크를 필수로 착용하게 했다.

마스크를 착용해야 하는 가장 큰 이유는 바이러스의 가장 큰 전파원인 침, 콧물 등의 비말을 차단시켜주기 때문이다. 비말의 크기는 대략 5마이크로미터인데, 기침 한 번에 약 3,000개의 비말이 전방 2미터까지 날아간다. 공기 중에 비말이 다른 사람의 코나 입으로 들어갈 경우 바이러스 전파를 일으키는데, 마스크를 쓰게 되면 비말을 효과적으로 막을 수 있고 타인에게 옮거나 감염자 본인이 누군가에게 전염시킬 위험도 크게 줄일 수 있다.

코로나바이러스를 막기 위해선 마스크 착용이 특히 중요하다. 증상이 없는 사람도 언제든지 전파원이 될 수 있기 때문에 마스크를 착용해 위험을 원천봉쇄해야 한다. 마스크를 착용함으로써 바이러스를 어느 정도 막을 수 있다는 연구 결과들이 조금씩 나오고 있는데, 대부분 마스크 착용이 코로나바이러스 예방에 긍정적인 효과가 있다고 말한다. 미국의 연구 결과를 보면 마스크 착용 의무화를 실시하기 전과 후에 코로나바이러스 증가율 차이가 0.9퍼센트에서 많게는 2퍼센트까지 나타났다. 198개국을 대상으로 마스크 착용 의무화와 코로나바이러스로 인한 사망률을 조사한 또 다른 연구에서는 마스크 착용을 의무화하거나 착용하는 문화가 정착된 나라에서는 코로나바이러스로 인한 사망률이 크게 줄어들었다.

이제 코로나바이러스부터 안전하다며 장사를 시작한 가게도 있는 반면, 여전히 마스크 없이는 입장을 금하는 가게도 있다. 마찬가지로 마스크는 이제 필요 없다는 사람과 집 한구석에 마스크를 박스째 구비해놓은 사람도 있으며, 코로나바이러스 종식 선언을 한 나라와 아직도 국경을 폐쇄한 나라들도 있다. 유연하게 대처하고 변화해야 하는 상황에서 우리가 취해야 할 자세는 과연 무엇일까?

마스크,
이렇게 착용하세요

➕ 마스크가 바이러스를 정말로 다 막아줄까?

보건용 마스크 대신 숨쉬기 편한 비말 차단 마스크가 나오기 시작한 시점에 안타까운 소식이 전해졌다. 코로나바이러스의 공기 중 감염 가능성이 제기된 것이다. 그 전까지 코로나바이러스는 감염자의 침, 콧물 같은 분비물에 의해 감염되는 비말 전파를 염두에 두고 예방 지침을 세웠는데, 의료전문가들의 관찰 결과 코로나바이러스가 공기 중에 3시간까지도 생존한다는 사실이 밝혀졌다.

KF80, KF94 마스크는 숨쉬기는 불편하지만 각각 0.4마이크로미터, 0.6마이크로미터의 입자를 80퍼센트, 94퍼센트까지 차단해준다. 하지만 비말 차단 마스크의 효과는 보건용 마스크의 55~80퍼센트에 불과하다. 코로나바이러스의 지름은 0.1마이크로미터로 매우 작다. 비말 차단 마스크로 막기에는 사실상 무리라고 보인다. 그렇다면 마스크를 쓰는 것이 바이러스를 막는 데 아무런 도움이 되지 않을까?

그렇지는 않다. 여전히 코로나바이러스는 비말을 통해 전파될 가능성이 가장 높다. 마스크는 코나 입으로 손이 가지 않게 막아주는 역할을 해줘서 안 쓰는 것보다는 어떤 마스크든 쓰는 것이 낫다. 그러나 마스크 착용보다 감염을 예방할 수 있는 더 확실한 방법은 따로 있다. 바로 전파 위험성이 높은 공간을 피하고 사회적 거리를 두는 것이다. 어쨌든 이론적으로는 어떤 마스크든 코로나바이러스를 100퍼센트 차단할 수 없기 때문이다.

✚ 장시간 착용할 경우 주의할 점

중국에서 N95 마스크를 쓰고 달리기를 하던 학생이 호흡곤란으로 숨지는 사례가 있었다. 실제로 많은 이들이 마스크를 쓰는 시간이 길어질수록 호흡곤란과 답답함을 겪는다. 촘촘한 필터 마스크는 바이러스를 막아주긴 하지만 그만큼 산소투과율도 낮다. 따라서 오래 착용할 경우 숨이 막히고 무기력해지고 어지러움을 일으키는 호흡곤란 증세가 나타날 수 있다. 이럴 때는 사람이 없는 개방된 공간에서 잠시 마스크를 벗고 산소를 충분히 들이마셔야 한다. 기저 질환, 만성 폐질환, 천식 등 기관지가 약하거나 체력이 약한 노인 등은 더욱 주의할 필요가 있다.

마스크를 오래 써서 나타나는 또 다른 문제는 접촉성 피부염이다. 마스크의 합성 원단 성분이 염증을 일으켜 마스크를 쓴 부위에 피부 트러블이 생기는 것이다. 이때는 비판텐 연고를 바르는 것을 추천한다. 급성 피부트러블을 안정시켜주는 약으로 스테로이드나 항생제 성분도 없고 아기 피부에 쓸 수 있을 정도로 순하다.

✚ 코로나바이러스 백신과 치료제에 대해

코와 목 같은 기관지에 감염을 잘 일으키는 바이러스가 몇 가지 있다. 아데노바이러스Adeno Virus, 리노바이러스Rhino Virus, 오르토믹소 바이러스Orthomyxo Virus, 코로나바이러스다.

아데노바이러스는 유행성 호흡기 질환을 일으키고, 감기는 보통 리노바이러스가 일으킨다. 독감으로 알려진 인플루엔자바이러스는 오르토믹소바이러스에 속하고, 최근 뉴스에 등장하며 이름을 날린 중동호흡기증후군Middle East Respiratory Syndrome, MERS과 중증급성호흡기증후군Severe Acute Respiratory Syndrome, SARS, 코로나바이러스감염증-19는 코로나바이러스에 속한다.

리노와 인플루엔자, 코로나바이러스는 변이를 잘한다. 자기 특성을 변화시키며 약물을 무력화시켜버리기 때문에 백신을 만들기가 여간 쉽지 않다. 그중 인플루엔자바이러스만이 백신이 있으며, 매년

WHO에서 올해 유행할 것 같은 인플루엔자바이러스 변종을 예측해 백신을 생산해내고 있다.

예방약인 백신이 없다면 치료제는 있을까? 인플루엔자바이러스 치료제는 현재 우리가 알고 있는 타미플루와 자나미비르, 페라미비르 등이 있다. 그러나 리노바이러스와 코로나바이러스는 치료제도 없는 실정이다. 현재 많은 약물들 중에서 코로나바이러스 치료제로 사용될 수 있는 약물이 있는지 실험 중이지만 아직까지 승인된 치료제는 없다. 가장 주목을 받고 있는 약은 항바이러스제인 렘데시비르다. 원래는 에볼라 치료제였지만 최근 코로나바이러스의 치료 기간을 15일에서 11일로 단축시키는 유의미한 결과가 관찰됐다. 우리나라에서도 코로나바이러스의 치료 목적으로 수입을 허가했다.

말라리아 치료제인 하이드록시클로로퀸과 클로로퀸 역시 후보 중 하나다. 미국 대통령인 도널드 트럼프Donald Trump가 자신도 먹고 있다며 열심히 홍보하고 있으나 아직 치료제로서 유의미한 결과는 없다. 일본에는 '아비간アビガン'이라는 파비피라비르favipiravir 성분의 약을 치료제로 개발 중이지만 부작용 때문에 시장에서 인정받지 못하고 있다. 그 외에도 항생제인 아지트로마이신, 혈장치료제와 류마티즘 약인 토실리주맙도 연구 대상 중 하나다. 동물구충제인 이버멕틴이 코로나바이러스 치료제로 관심을 받기도 했지만 전문가들은 아직은 시기상조라는 입장이다.

✚ 코로나바이러스 예방에 도움 되는 약

흥미로운 사실은 현재 우리나라에서 코로나바이러스에 걸린 후 완치된 환자들 대부분이 대증 치료(원인을 찾아 없애기 곤란한 상황에서, 겉으로 나타난 병의 증상에 대응해 처치를 하는 치료법)만으로 완치가 됐다는 점이다. 즉, 바이러스 치료제나 인간면역결핍바이러스Human Immunodeficiency Virus, HIV 치료제 같이 바이러스 자체를 치료하지 않고 열이 나면 해열제를, 기침이 나면 기침약을 주는 것처럼 증상만 가라앉혀놓으면 우리 몸이 알아서 치료가 됐다는 것이다.

대부분의 코로나바이러스가 우리 인체에 있는 면역 시스템에 따라 치료가 된 만큼, 코로나바이러스를 예방하기 위해선 면역을 강화시키는 영양제가 어느 정도 도움이 될 수 있다고 볼 수 있다. 코로나바이러스 예방에 도움이 되는 약으로는 다음과 같은 것들이 있다.

1. 비타민

'비타민이 감기 치료에 도움이 되는가'라는 질문은 오랫동안 의학계의 논쟁거리였고, 코로나바이러스와 관련해서도 마찬가지였다. 특히 비타민 C는 한때 감기도 치료하고 코로나바이러스도 치료할 수 있다는 말이 있었으나 유의미한 연구 결과는 아직 없다. 비타민 C가 감기가 완치되는 기간을 단축시킨다는 연구 결과는 있지만, 이는 '치료'라기보다는 '몸이 빠르게 회복할 수 있도록 컨디션을 정상화시켜준다'라는 말로 해석하는 편이 옳다.

인체 면역에 필수적인 영양소인 비타민 D는 면역의 최전선에서 싸우는 백혈구와 대식세포의 활동을 향상시키고 몸의 염증 반응을 줄일 수 있다.

2. 아연

아연 역시 오랫동안 면역 기능에 필수적인 요소로 알려져 있다. 아연은 면역세포를 생산하고 활성화시키는 데 주요 역할을 담당하며 염증 반응을 억제하는 데도 필요하다. 실제 연구 결과 아연이 부족하면 폐렴과 같은 감염·질병의 위험이 증가한다. 노인의 경우 아연이 결핍될 위험이 커서 기관지 감염에 각별히 신경 써야 한다.

3. 프로바이오틱스

프로바이오틱스는 장 기능 개선을 돕는 유익한 균을 말한다. 최근 의학계에서는 장내 환경과 건강의 밀접한 상관관계에 주목하고 있다. 장내에는 인체에 해를 끼치는 유해균과 이로운 유익균이 일정 비율로 존재하는데, 유해균의 수가 많아질수록 소화기관 질환에서부터 바이러스와 세균 감염, 아토피와 천식 같은 자가면역질환까지 인체 건강에 많은 영향을 끼친다. 특히 우리 몸의 면역세포 중 70퍼센트는 장에 분포해 있다. 따라서 정상적인 장내 균층을 유지해야 정상적인 면역시스템으로 우리 몸을 제대로 지킬 수 있다.

4. 베타글루칸

버섯류에 많이 들어 있다고 알려진 베타글루칸은 다당류로서 '천연 면역 조절제'라고도 불린다. 인체에는 면역 기능을 담당하는 대식세포와 B세포, T세포 등 다양한 세포들이 있는데, 베타글루칸은 이런 면역세포들을 일명 '베테랑'으로 훈련시키는 역할을 한다.

12

생명까지 앗아가는 위험한

알레르기

변비약	아스피린	구충제	수면제
타미플루	소화제	파스	알보칠
알레르기	마스크	스테로이드	
비타민제	소독제	타이레놀	

누구에게나 알레르기는 있다

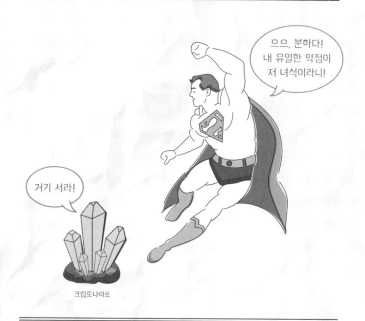

으으, 분하다!
내 유일한 약점이
저 녀석이라니!

거기 서라!

크립토나이트

크립토나이트는 무엇도 두렵지 않을 것 같은 슈퍼맨에게 있어 알레르기 같은 존재다. 슈퍼맨에게는 생명을 앗아갈 정도로 치명적인 물질이지만 다른 사람에게는 별다른 해가 없다는 점에서 알레르기와 비슷하다. 누구나 하나쯤 가지고 있는 알레르기, 어떻게 알고 대처하는 것이 좋을까?

"혹시 이 파스타에 해산물이 들어가나요?"

"빵 안에 견과류나 땅콩이 들어가나요? 밀가루는 글루텐 프리인가요?"

"이 아이스크림, 유당불내증(소장에서 우유에 함유된 유당을 제대로 분해하여 흡수하지 못하는 증상)이어도 먹을 수 있나요?"

식당에만 가면 이것저것 물어보는 사람들이 있다. 생소한 이름의 성분명, 원료의 원산지들을 꼬치꼬치 캐묻는 이들이 상인들은 그저 성가실 테겠지만, 그들에게도 나름의 사정이 있다. 바로 '음식 알레르기'를 가지고 있어서다.

특히 알레르기를 가진 자녀를 둔 부모들에게는 외식이 마냥 즐겁지 않다. 아이가 먹는 음식에 알레르기를 일으키는 성분이 없는지 꼼꼼히 살펴봐야 하기 때문이다. 혹시나 어린이집에서 나눠주는 음식 때문에 응급실에 갈까 봐 어린이집 식단표와 원산지를 살펴보고 교사들에게 몇 번이고 주의를 부탁한다. 장을 볼 때도 행여나 아이가 시식용으로 나온 우유를 마시거나 신기해 보이는 과일, 채소, 견과류 등을 만지고 손이 퉁퉁 부어오를까 봐 노심초사한다. 나들이를 나가도 기침을 하거나 피부가 빨갛게 변하면 가슴이 철렁한다. 요즘은 밀가루나 '액체 괴물'이라 부르는 화학 물질을 만지면서 오감을 발달시키는 이른바 체험학습이 많지만, 알레르기가 있는 아이들에게는 언감생심이다.

무엇보다도 힘든 것은 주변의 시선이다. 한 아주머니는 아이가 땅콩 알레르기가 있다는 말에 "그거, 평소에 골고루 안 먹어서 그래. 하루에 땅콩 한 알씩만 먹어봐. 그럼 괜찮아져"라며 핀잔을 주고, 한 계란 판매원은 "저희 계란은 친환경에서 사육한 닭들이 낳은 거라 알레르기 같은 거 안 생겨요"라는 말을 너무나 쉽게 한다.

이것저것 캐묻고 따지느라 '불편한 손님'이란 소리를 항상 듣지만 어쩔 수 없다. 세상은 알레르기로부터 너무나 위험한 곳이니까.

누군가의 크립토나이트

.

〈슈퍼맨〉을 보면 크립토나이트Kryptonite라는 가상의 물질이 나온다. 이것은 인간에게는 큰 해가 없지만, 슈퍼맨에게는 치명적인 물질이다. 슈퍼맨의 근력을 약화시키고 초능력을 사라지게 만들며 1시간 이상 노출되면 사망에 이르게 만드는데, 이러한 점들은 알레르기의 특징과 유사하다.

알레르기를 생각하면 사람들은 으레 체력이 약하거나 면역이 약해서 걸린다고 생각한다. 하지만 사실 그 반대다. 알레르기는 인체의 면역 반응이 오히려 필요 이상으로 과하게 나타나는 과민반응이다. 우리 몸은 먹거나 흡입하거나 만짐으로써 수많은 외부 물질과 접촉한다. 큰 해가 없는 외부 물질들은 별 탈 없이 우리 몸에 머물다 사라진다. 그러나 어떤 몸에서는 남들 다 마시는 우유 한 모금, 땅콩 한 알, 복숭아 가루에도 독극물을 먹은 듯 과민반응이 일어난다. 이때 과민반응을 유발하는 외부 물질들을 '항원'이라고 한다. 견과류, 어패류, 우유, 특정 약물, 고무 라텍스, 심지어 물까지 알레르기 항원은 개인마다 다르다. 증상과 경중도 다양하게 나타난다.

알레르기 항원을 제거하기 위해 우리 몸은 비상사태에 들어가는데, 이때 발생하는 증상들이 바로 알레르기 반응이다. 코가 막히고 콧물이 줄줄 나면 알레르기성 비염, 호흡기가 붓고 숨이 막히면 천식, 피부가 붓거나 가려워지면 아토피성 피부염과 접촉피부염, 눈이 가렵고 출혈되면 알레르기성 결막염, 배가 아프고 설사를 하면 알레르기성 장염, 증상이 전신적으로 생겨 쇼크 상태에 빠지면 아나필락시스 쇼크라고 한다. 우리가 흔히 주변에서 보는 증상들은 비교적 가벼운 증상들이겠지만, 사람의 생명을 앗아갈 정도로 위험한 증상도 분명 있다.

알레르기는 이제 현대인에게 흔한 병이 됐다. 건강보험심사평가원에서 발표한 '병원을 방문한 알레르기 질환 환자 수' 자료에 따르면 2016년에만 1,496만 명에 달한다. 전체 인구의 4분의 1이 넘는 수다. 1980년대에는 5퍼센트 정도였지만 1990년대에는 15퍼센트, 2000년대에는 20퍼센트로 그 수가 빠르게 증가하고 있다. 영유아와 청소년의 경우에는 주로 식품으로 인한 알레르기 반응이 많다. 2세 미만 유아의 알레르기 반응은 93퍼센트가 식품 때문에 일어난다. 그에 비해 성인은 24퍼센트에 불과하다. 성인의 경우는 약물에 의한 알레르기 반응이다. 한국인에게 알레르기를 많이 일으키는 식품이 몇 가지 있는데, 일단 우유가 28.4퍼센트로 가장 높고 계란이 13.6퍼센트, 호두와 밀이 각각 8퍼센트, 7.2퍼센트로 뒤를 잇는다. 약물의 경우 소염진통제인 NSAID와 항생제가 가장 많다. 예방접종 백신과 알레르기 면역치료제, 그리고 병원에서 CT 촬영 전에 맞는 조영제 주사도 알레르기 원인이 될 수 있다.

나에게도 알레르기를 일으키는 항원이 있다. 어릴 적 설파 계열 항생제를 맞았더니 두드러기가 심하게 난 경험이 있어 병원에서 약 처방을 받을 때마다 항상 '설파계 항생제 알레르기'가 있다는 사실을 알리고 있다. 다른 항원은 20대 후반에 할머니 생신으로 난생처음 꿩고기를 먹고 알았다. 먹는 순간 얼굴이 붉어지고 두드러기가 나는 알레르기 증상을 겪었다. 고기를 먹지 않자 차츰 가라앉긴 했지만 이후로는 꿩고기를 먹지 않는다.

승무원은 왜 땅콩 봉지를 주지 않았을까?

·

이제 4세가 된 페이 플라텐Fae Platten은 가족과 스페인에서 즐거운 휴가를 보낸 후 영국으로 돌아가는 중이었다. 심한 땅콩 알레르기를 가지고 있던 플라텐을 위해 그녀의 어머니는 가족들이 타게 될 비행기 승무원에게 미리 이 사실을 알렸다. 원래 여객기에서는 승객들이 간편하게 먹을 수 있는 견과류가 간식으로 제공되는데, 폐쇄적인 여객기 구조상 공기가 계속해서 순환되기 때문에 땅콩 분진들이 플라텐에게 위험할 수 있겠다고 승무원은 생각했다. 승무원과 승객들의 배려로 그들이 타게 될 비행기 안에는 견과류가 제공되지 않았다. 아울러 다른 승객들에게도 견과류를 먹지 말아달라고 부탁함으로써 문제는 해결된 듯 보였다.

하지만 알레르기 환자에 대한 배려가 부족해서였을까? 아니면 영어를 알아듣지 못해서였을까? 그녀의 좌석 줄 뒤에 앉아 있던 한 승객이 자신이 가져온 땅콩 스낵을 꺼내 들었다. 봉투가 열리는 순간 기내는 아수라장이 됐다. 플라텐의 얼굴이 시뻘겋게 부어오르고 피부 곳곳에 물집이 생기기 시작한 것이다. 그녀의 어머니는 아이를 땅콩 분진으로부터 멀리 떨어진 곳으로 옮겼지만, 아이는 이내 호흡이 가빠지고 의식을 잃는 아나필락시스 쇼크 상태에 빠졌다. 만약 기내에 응급용 알레르기 약인 에피네프린이 없었다면 아이는 무사히 영국에 도착할 수 없었을 것이다.

한국에서야 흔치 않지만 미국에서 땅콩 알레르기는 희귀한 질병이 아니다. 미국국립보건원National Institutes of Health, NIH에 따르면, 땅콩 알레르기는 '어린이의 가장 흔한 음식 알레르기 1위'로 미국인 100명 중 1명이 땅콩 알레르기를 앓고 있다. 다음으로는 우유, 조개가 이어서 순위를 차지했다. 땅콩 알레르기가 무서운 이유는 높은 유병률뿐만 아니라 반응이 대부분 중증으로 이어진다는 점이다. 일반적인 알레르기 증상은 대부분 기침, 두드러기, 부종 같은 가벼운 증상이지만, 중증일 경우 수초 이내에 발적과 부종, 소화불량과 복통이 생기고 기도 수축과 호흡곤란, 저혈압, 목구멍 폐쇄로 사망까지 이어질 수 있다.

많은 의사들이 말하길, 사실 기내에서 땅콩 한 봉지가 까졌다고 이런 일이 일어날 확률은 극히 희박하다고 한다. 아무리 폐쇄적인 비행기에서 공기가 순환된다 하더라도 고작 땅콩 한 봉지 속 작은 분진이 아이에게까지 도달해 아나필락시스 쇼크를 일으키기는 힘들기 때문이다. 실제로 기내에서 일어나는 음식 알레르기 대부분은 기내식이나 간식의 직접적인 섭취를 통해 일어난다.

의료접근성이 취약한 기내에서 알레르기 발병 위험이 큰 견과류를 제공하는 서비스는 항공사의 고민거리 중 하나였다. 맛있고 보관하기 용이하고 간편하게 먹을 수 있는 견과류는 어느새 기내에서 언제 터질지 모르는 시한폭탄이 됐다. 그래서 최근 항공업계에서는 이런 문제를 일으킬 소지가 있는 견과류를 아예 제공하지 않거나 미리 예방하는 방향의 정책을 시행하고 있다. 탑승 전에 미리 알레르기가 있음을 알려주면 알레르기로부터 안전한 공간으로 자리를 옮겨주기도 한다. 대한항공에서도 얼마 전 기내에서 견과류 제공 서비스를 전면 중단한다고 발표했다. 땅콩회항 사태로 사회적인 큰 홍

역을 치른 후여서 그 이유가 알레르기 때문인지, 다른 이유 때문인지는 모르겠지만.

아이에게 더욱 위험한 알레르기

최근 밀가루, 계란, 견과류 등에 알레르기가 있는 아이를 둔 부모들의 상담이 늘어나고 있다. 한 부모는 어린이집에 이제 막 다니기 시작한 둘째 아들이 심한 알레르기 증상으로 응급실에 간 적이 있었다고 이야기했다. 먹을 것과 먹지 말아야 할 것을 구분할 줄 아는 첫째와 달리 둘째는 아직 말도 잘 못하고 식탐도 많았다. 부모는 어린이집 교사에게 견과류가 든 음식을 먹이지 말라고 신신당부를 해놓았지만 교사가 다른 일을 보던 차에 그만 사단이 나버렸다. 아들이 땅콩이 든 케이크를 먹고 호흡곤란으로 응급실에 실려 간 것이다. 나중에 알고 보니 처음에는 아들이 땅콩이 든 케이크를 받지 않았었는데, 같은 반 친구가 호의로 아들에게 케이크를 반 나눠줬다고 한다. 친구에게는 이렇게나 맛있는 케이크를 먹지 못하는 아들이 안타깝기도 하면서 한편으로는 이해가 되지 않는 일이었을 것이다.

그나마 어린이집의 경우는 양반이다. 부모들이 식단에 대한 정보를 비교적 자세히 얻을 수 있고 어린이집 관계자도 위와 같은 알레르기 증상 사례가 증가함에 따라 협조적으로 돕고 있으니 말이다. 또 유치원부터는 학교 급식관리 지침에 따라 식품 알레르기를 체계적으로 관리하고 있다. 문제는 어린이집 밖이다. 학교에 다니기 시작하면 아이들은 집밥이나 학교 급식보다는 근처 문방구, 분식점, 패스트푸드점의 음식들의 유혹에 쉽게 빠진다. 한국에서만 1년에 약 400명의 아이가 알레르기 반응에 의한 쇼크로 응급실을 찾는 만큼 더욱 관리가 시급하다.

알레르기 정책이 어린이와 학생들에게 특히 집중돼야 하는 이유는 식품 알레르기 환자들이 대부분 영유아와 청소년이기 때문이다. 한국소비자원 자료에 따르면 식품 알레르기 관련 사고 1,853건 중 26.6퍼센트로 가장 많은 수를 차지한 연령이 바로 10세 미만 어린이다. 다행히 우리나라는 2018년부터 '어린이 기호식품 조리·판매 식품접객영업자 대상으로 알레르기 유발 식품 표시제'를 시행하고 있다. 아이들이 좋아하는 빵, 아이스크림, 햄버거, 피자를 판매하는 프랜차이즈 가맹점에서 알레르기 유발 식품 표시를 의무화하는 제도다. 최근에는 케이크, 빵류를 판매하는 카페까지 표시 의무제를 적용했고 점점 범위가 확대돼가고 있다. 하지만 아직 일부 대형 프랜차이즈점만 표시 의무 적용을 받고 있고 학교 앞 분식점이나 소형 사업장에는 적용이 되지 않아 아직 갈 길이 멀다는 지적이 많다.

적당한 더러움이 면역을 튼튼하게 만든다

알레르기 환자가 최근 급증한 점에 대해 많은 연구자가 가설을 내놓고 있다. 그중 새롭게 떠오르는 가설이 '위생 가설'이다. 알레르기 증상이 아주 어렸을 때 세균과 항원들에 노출되지 않은 채 너무 청결한 환경에서 살아온 인간의 면역체계가 미성숙하게 발달해 작은 자극이나 항원에 지나치게 반응하게 됐다는 가설이다. 한마디로 면역계가 너무 곱게 자랐다는 말이다.

태아가 가장 먼저 세균과 항원에 노출되는 때는 언제일까? 바로 어머니의 자궁을 빠져나올 때다. 아이가 태어나면서 거치는 어머니의 자궁 입구와 질에는 수많은 세균과 항원들이 밀집돼 있다. 외부 세균과 항원에 노출되면서 아이의 면역계는 바깥세상에서 몸을 지킬 면역계를 구성해나가기 시작한다. 그 과정에서 어떤 항원은 반응할 필요 없이 내보내기도 하고, 어떤 항원은 적극적으로 대처하도록 훈련받는다. 아이가 어머니에게 받는 가장 첫 선물은 사실 모유가 아니라 '미생물'과 '항원'이라고 할 수 있다. 하지만 이 과정은 제왕절개라는 분만법으로 점차 사라지고 있다. 참고로 2015년 우리나라 제왕절개 건수는 출생아 1,000명당 394건이다. OECD 국가 중 터키(531.5건) 다음으로 많다.

아이의 면역계는 짧게는 생후 3개월, 길게는 만 9세까지 점차 형성된다. 이 기간 동안 아이의 주변 환경은 면역 형성에 큰 영향을 끼친다. 과거에는 위생에 대한 관념이 지금만큼 세심하지 않았다. 놀이터에서 흙을 만지고 뛰어노는 등 실외활동을 하며 자연스럽게 수많은 세균과 항원에 노출됐었다. 어린 시절부터 이런 노출에 익숙해지면 우리 몸의 면역체계는 해로운 항원과 그렇지 않은 항원을 구분하고 기억하게 된다. 물론 세균과 바이러스 감염으로 병을 앓을 수도 있지만 이 역시 면역을 형성하는 경험이 된다. 현대 사회의 위생관념은 때때로 지나친 면이 있는데, 이럴 경우 면역계가 항원을 접하고 반응하는 과정이 많이 생략될 수밖에 없다. 인류가 위생관념을 인지하기 시작한 이후로 세균 감염이나 질병이 확연히 줄어든 것은 좋은 일이나, 나쁜 세균들로부터 몸을 지키기 위해 오히려 좋은 세균들로부터도 멀어지는 결과를 낳게 됐다.

어떤 고난도 낯섦도 경험해보지 못한 아이가 사회에 나오면 제대로 적응하기 힘들 듯이, 세상에 나온 아이들에게는 어떤 자극도, 위험도 적절히 필요하다.

알레르기,
이렇게 주의하세요

⊕ 나에겐 무슨 알레르기가 있을까?

자신이 알레르기가 있다는 사실을 자각하는 경우는 대부분 특정 음식이나 항원의 접촉을 통해 알레르기 증상을 직접 경험한 후다. 가벼운 알레르기 반응일 경우에는 단순한 피부 발적이나 감기 증상쯤으로 치부하고 넘어가기도 한다. 병원에서 시행하는 알레르기 반응 검사를 통해 특정 항원에 대한 알레르기 여부를 검사할 순 있지만, 그렇다고 모든 알레르기를 찾아내는 것은 불가능하다.

알레르기 의심 증상이 있다면 빠른 시기에 병원 진료를 받는 것이 좋다. 알레르기를 의심해볼 수 있는 몇 가지 포인트는 다음과 같다.

보통 피부가 가렵고 간지러우면 벌레에 물리거나 일시적인 반응으로 착각하기 쉽다. 여기서 중요한 것은 이런 증상이 반복적으로 일어나는 경우다. 특정 음식을 먹거나 접촉한 후에 증상이 지속적으로 나타난다면 알레르기성 피부염을 의심해볼 수 있다.

식품 알레르기의 경우는 '먹은 즉시'에 발생한다. 대부분 식품 알레르기는 먹은 후 30분 이내에 증상이 나타난다. 주증상은 피부 발진, 복통, 구토, 설사, 호흡곤란 등이 있다. 먹은 음식에 대한 정보를 알고서 병원을 방문하는 것이 좋다.

천식이나 비염 같은 호흡기 질환의 경우에도 흔한 감기로 착각하기 쉽다. 감기약을 처방받고도 지속적으로 재발하고 증상이 호전되지 않는다면 병원 진료를 받아야 한다.

알레르기 약으로 가장 먼저 생각해볼 수 있는 약은 항히스타민제다. 알레르기 반응이 일어나면 우리 몸은 히스타민이라는 물질을 분비하며 긴급 알람을 울린다. 이 히스타민이란 물질 때문에 기침과 콧물이 나오거나 피부가 붉게 올라오고 눈이 퉁퉁 붓게 되는데, 이 알레르기 반응을 잠재우기 위해 일차적으로 히스타민 분비를 막는 항히스타민제를 사용하는 것이다.

✚ 하루에 땅콩 하나씩 먹으면 땅콩 알레르기가 완치될까?

음식물 알레르기가 있는 경우, '해당 음식을 하루에 꾸준히 조금씩 먹으면 익숙해져서 나중에 완치가 되지 않을까' 하는 궁금증이 생길 수 있다. 아주 틀린 말은 아니지만 집에서 해보겠다고 하면 극구 말리겠다.

실제로 알레르기를 근본적으로 치료하는 면역치료법은 위의 원리를 이용한다. 즉, 알레르기 항원을 꾸준히 조금씩 투여해 인체에서 항체가 형성되도록 하는 치료법이다. 그렇다고 우유 알레르기가 있는 아이의 집에서 아이에게 하루에 소량씩 우유를 먹이는 것은 매우 위험하다. 병원에서 면역치료법에 실제 사용하는 항원은 인체에 해가 되지 않을 만큼 정제되고, 미세하게 조정된 소량만을 사용하고 있기 때문에 알레르기 치료는 꼭 개인적으로 시도하지 말고 병원에서 받길 바란다.

면역치료를 하기 전에 환자가 어떤 항원 반응을 일으키는지, 반응의 정도는 어떤지, 일반 히스타민이나 스테로이드 약물만으로 치료할 수 있는지 살펴본다. 치료 과정 자체가 3~5년 정도 걸릴 만큼 장기적이며 가격도 싸지 않기 때문에 의사와의 충분한 상담과 진료가 필요하다. 면역치료법은 과거 주사로 항원을 주입하는 주사요법이 있었으나, 최근에는 그 부작용을 개선해 혀밑으로 항원을 투여하는 설하면역요법을 개발했다. 다만 기간이 길고 진드기와 꽃가루 등 일부 항원에만 제한적으로 사용한다는 단점이 있다.

✛ 피부 알레르기가 심하다면 꼭 살펴봐야 할 성분들

물론이다. 오히려 알레르기가 심할수록 청결을 유지해 항원을 제거하는 것이 좋다. 다만 바디 워시를 쓰든, 폼클렌징을 쓰든, 로션을 바르든 '어떤 성분을 쓰는지'를 주의 깊게 살펴볼 필요가 있다.

기본적으로 화장품 제조에 사용되는 원료들은 독성시험을 거치고 통과된 물질들이다. 하지만 내가 개인적으로 어떤 성분에 알레르기가 있다면 그 성분이 든 화장품은 피하는 것이 좋다.

화장품 성분 중에서 특히 알레르기 환자들이 주의해서 봐야 할 부분은 '향료'다. 화장품의 향을 내기 위해 사용하는 향료는 알레르기를 일으키는 대표적인 주범이다. 식약처에서 발표한 알레르기에 주의해야 할 성분과 향료들은 다음과 같다.

1. 알레르기 환자가 주의해야 할 화장품 성분

카민carmine
코치닐추출물cochineal extract
포름알데하이드formaldehyde
알부틴arbutin

2. 3세 이하 어린이가 주의해야 할 화장품 성분

부틸파라벤 butylparaben

프로필파라벤 propylparaben

이소부틸파라벤 isobutylparaben

아이오도프로피닐부틸카바메이트 iodopropynyl butylcarbamate

살리실릭애씨드 salicylic acid

3. 향료 속 알레르기 유발 성분

아밀신남알 amyl cinnamal

벤질알코올 benzyl alcohol

시트랄 citral

유제놀 eugenol

하이드록시시트로넬알 hydroxycitronellal

아이소유제놀 isoeugenol

아밀신나밀알코올 amylcinmyl alcohol

벤질살리실레이트 benzyl salicylate

신남알 cinnamal

쿠마린 coumarin

제라니올 geraniol

아니스알코올 anise alcohol

벤질신나메이트 benzyl cinnamate

파네솔 farnesol

부틸페닐메틸프로피오날butylphenyl methylpropional

리날룰linalool

벤질벤조에이트benzyl benzoate

시트로넬올citronellol

헥실신남알hexyl cinnamal

리모넨limonene

메틸 2-옥티노에이트methyl 2-octynoate

알파-아이소메틸아이오논apha iso-methyl lonone

참나무이끼추출물evernia prunastri

나무이끼추출물evernia furfuracea

13

막힌 곳을 시원하게 해결하는

변비약

변비약 ⭐	아스피린	구충제	수면제
타미플루	소화제	파스	알보칠
알레르기	마스크	스테로이드	
비타민제	소독제	타이레놀	

비우는 사람이 아름답다

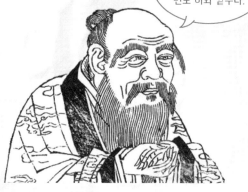

> 물은 버려서 얻고,
> 비워서 채운다 했거늘.
> 변도 이와 같구나.

비우는 것이 이 세상에서 가장 어려운 사람들이 있다. 바로 변비 환자들이다. 노자는 "물은 버려서 얻고, 비워서 채운다"고 말했다. 오래 묵힐수록 우리 몸에 좋지 않은 영향을 끼치는 변이야말로 비움으로써 제 역할을 다하는 존재가 아닐까?

법정 스님의 산문집《무소유》에는 스님이 무소유의 참의미를 몸소 깨달은 난초 이야기가 나온다. 법정 스님은 난초 두 개를 선물로 받은 후 식물 관련 서적을 읽고 비료를 사서 난초에 주는 등 3년 동안 난초를 애지중지하며 키웠다.

그러던 어느 날, 그는 자신이 깜빡하고 난초를 쏟아지는 햇빛 아래 두고 나왔다는 것이 떠올라 허둥지둥 거처로 돌아갔다. 그런데 난초는 이미 시들어져 있었다. 못내 아쉬워하다 그는 내면의 소유욕과 집착을 깨달았다. 그러고는 난초를 친구에게 주고 '앞으로 하루에 한 가지씩 버리는 삶을 살아야겠다'고 다짐했다.

법정 스님의 무소유 가치관과 더불어 새롭게 각광받는 라이프스타일인 미니멀리즘Minimalism의 영향으로 소유물이 넘쳐남에도 불구하고 지금보다 더 많이 소유하기 위해 고군분투해야 하는 세상을 살아가며 조금씩 지쳐가던 많은 사람들은 '더 가지고 더 모으기'보다 '비움의 미학'에 더 중점을 두기 시작했다. 그리고 점차 쓸데없는 것들을 버리고 정말 필요한 것만 곁에 두는 간결한 삶을 지향했다. 그러자 비로소 자기 자신에게 가장 중요한 것들에만 집중할 수 있게 됐다.

미니멀리즘은 원래 1960~1970년대에 유행했던 미술 양식을 뜻한다. 미니멀리즘의 모토는 '쓸데없는 것들을 버리고 본질만을 남긴다'다. 즉, 사물 자체의 본질을 드러내기 위해 화가의 의도나 감정, 사상을 배제하는 것이다. 간결하고 단순한 색채와 화풍 때문에 일반인이 보기에는 '이게 무슨 그림이지? 의미가 뭐지?' 하는 난해함을 불러일으키기도 한다.

미니멀리즘 양식은 패션, 건축, 음악 등 다양한 예술 분야로 널리 퍼졌고 곧 생활 양식으로까지 발전했다. 집 안 인테리어도 단순한 색감과 절제된 구조를 사용하는 미니멀 인테리어Minimal Interior, 휴대폰을 잠시라도 꺼두고 혼자만의 시간을 즐기자는 디지털 미니멀리즘Digital Minimalism도 등장했다. 소소하지만 확실한 행복을 뜻하는 '소확행'이나 멀리 여행을 떠나야 하는 거창한 바캉스Vacance 대신 호텔에서 진정한 휴식을 취하는 호캉스Hocance, 호텔과 바캉스의 합성어 역시 미니멀리즘의 한 형태라고 볼 수 있다.

우리는 물욕과 탐욕, 그리고 소유욕을 위해 그동안 스스로를 얼마나 채찍질해왔던가. 방에는 쓸모없고 왜 샀는지 알 수 없는 물건들이 한가득이고, 휴대폰 주소록에는 연락 한 번 해본 적 없는 사람들의 번호가 가득하며, 불필요한 관계에서 시간과 감정을 낭비한다. 쓸데없는 정보들과 공고들은 여기저기서 흘러들어오는데 정작 중요한 것은 찾기 어렵다. 인생의 중심을 잃은 채 이리저리 헤매면서도 끊임없이 새로운 무언가를 갈망한다. 이런 욕심과 집착이 바로 법정 스님의 난초 아니겠는가. 하지만 사람으로서 소유욕과 물욕을 버리기가 어디 쉬운 일일까. 무언가를 버린다니 아깝기도 하고 다시 쓸 일이 있지 않을까 하는 생각에 비우기도 쉽지 않다.

타깃은 오늘도 시원하게 비우지 못한 당신

여기 '비우기'를 가장 어려워하는 사람들이 있다. 바로 변비 환자들이다. 변비란 대변이 대장에 오래 머물고 정상적으로 배변되지 않는 증상을 의미한다. 변비 환자들의 특징은 만성 환자가 많다는 것이다. 그래서 한번 겪으면 정기적으로 약을 사러 오는 환자들이 많다. 변비의 원인은 운동 부족, 식이

섬유 또는 수분 섭취 부족, 고령, 스트레스, 약물 복용, 임신, 과도한 다이어트 등 워낙 다양해서 어느 하나 특정하기가 어렵다. 변비에 걸리는 이유뿐만 아니라 걸리는 사람도, 직군도 천태만상인 만큼 변비약도 그 성분과 종류가 다양하다.

메이킨큐 변비약 광고에서 노년 배우 신구와 김영옥이 "변비 때문에 하늘이 그레이색이야!"라고 외치는 장면을 아마 본 기억이 있을 것이다. 이 말은 변비가 그만큼 스트레스 받는 일이라는 의미로 유추해볼 수 있다. 그러나 '정말로 변비 때문에 하늘의 색이 바뀌어 보일 수 있을까?' 하고 내심 궁금한 사람도 있을 것 같아 굳이 답변해보자면, 변비가 직접적으로 시야 장애를 일으킬 확률은 미미하지만 만성 변비로 인한, 또는 변비가 동반되는 다른 중증질환으로 시야장애를 일으킬 수는 있겠다.

아무튼 과거 에릭남과 걸스데이 민아를 모델로 세웠다가 후에 노년 배우를 광고 모델로 내세우며 타깃을 바꾼 메이킨큐의 선택은 적절했다고 본다. 국민건강보험공단의 조사에 따르면 변비는 70대 이상이 27.6퍼센트로 가장 많았고, 다음이 9세 이하(25.8퍼센트), 50대(11.3퍼센트) 순이었다. 변비약의 최다 구매자는 어르신들이다. 어르신들이 변비에 걸리는 가장 큰 이유는 노화 때문이다. 나이가 들수록 소화기관과 괄약근도 함께 약해져서 변을 보기가 힘들어진다.

또 다른 변비약인 둘코락스는 광고에서 젊은 여성이 강연하는 전문적인 모습과 자기관리의 이미지로 선전했다. 타깃을 젊은 여성으로 잡은 것이다. 실제로 변비는 남성보다 여성이 1.4배 정도 많다. 특히 20~30대 젊은 여성층은 같은 나잇대 남성보다 3.9배나 높다. 이유는 다이어트와 운동 부족 때문이다. 다이어트를 하면 먹는 양 자체가 줄어들어 변이 잘 나오지 않게 되고, 운동 부족 시에는 근육의 힘이 떨어져 변이 잘 나오지 않게 된다.

약 이름이 기억 안 나는 어르신들은 대부분 이런 식으로 변비약을 사러 온다.

"아, 그 뭐야. 할아버지 나오는 변비약! 그거 줘!"

"요즘 TV 선전하는 그거 줘."

나도 처음에는 그 말이 무슨 말인지 몰랐는데 이제는 배우 이름만 들어도 어떤 약인지 바로 알아들을 수 있을 만큼 익숙해졌다. 다만 아쉬운 점이 있다면 변비약의 성분과 효능은 무시한 채 TV 광고와 배우의 이미지만 보고 '광고에서 본 약', '이름을 알고 있는 약'만을 고집하는 어르신들이 많다는 것이다. 변비약은 작용기전으로만 구분해도 네 가지나 되며, 성분으로 따지면 종류가 훨씬 많다. 그러므로 자신의 상태와 그 상태에 맞는 변비약을 쓰는 것이 중요하다.

변은 그저 더럽기만 한 것일까?

•

과거에도 지금도, 심지어 전 세계를 통틀어도 사람들의 변에 대한 인식은 비슷하다. 변은 그저 냄새나고 더러우며 쓸모없는 것에 불과하다. 이 냄새나고 지저분한 물질이 내 배 속에 있다는 생각만으로도 찝찝하고 불쾌하다. 그런 인식 때문인지 세계 각국 언어에 '똥'이 들어가는 욕이 하나씩은 꼭 있는데, 영어권에는 쉿shit, 일본어로는 쿠소糞가 그러하다. 우리나라에서는 사람을 "똥덩어리"라고 부르던 유명한 드라마 대사가 있기도 하다.

변을 그 자체로 약으로 쓰는 경우도 있긴 하지만 거의 대부분은 변을 독소를 띤 물질로 인식했다. 변비인 상태에서 머리가 아프고 신체 컨디션이 좋지 않을 때, 아기가 기저귀에 변을 누고 엉덩이에 붉은 염증이 생겼을 때 우리는 흔히 '똥독에 올랐다'고 표현하는데, 변이 독소를 내뿜는다는 이야기는 비단 우리나라에서만 나오는 말이 아니다. 1900~2000년경 유행했던 자가중독Autointoxication 이론에 따르면 장 속의 변이 독으로 작용해 병으로 이어진다고 했다. 의사 앤드류 클라크Andrew Clark는 대변으로 인한 자가중독이 구취, 불규칙한 식욕, 통증을 유발한다고 주장했다. 나중에는 변이 거의 모든 여성 질환의 원인으로 지목되기도 했다.

변을 배출하고 보관하는 소화기관 역시 천대받기는 마찬가지였다. 고대 이집트 파피루스에는 "대장은 변이 가득한 수채통"이라 설명하며 "대장을 매일 깨끗이 비워내야 건강하다"라는 생각이 당시 의학계의 상식이었다. 소화기관에 대한 천대는 19세기까지 이어졌고 만병의 근원이 인간의 몸속에 있는 이 더러운 기관 때문이라고 생각했다. 저명한 외과의사 아바스노트 래인Arbuthnot Lane은 아예 대장을 들어내는 수술을 해야 한다고 주장하며 '대장 무용론'을 제기하기도 했다.

변을 보는 주목적은 인체의 노폐물 배설이다. 음식을 먹고 영양분을 흡수한 후에 남은 찌꺼기들, 흡수하지 못한 물질들, 질소화합물 등을 인체 밖으로 내보내는 것이다. 뿐만 아니라 나트륨 같은 전해질과 수분 배출을 조절해 인체의 화학적 환경을 일정하게 유지하는 역할을 한다. 그래서 오랫동안 변을 보지 못하면 인체 균형이 무너지고 배가 빵빵해지면서 아프고 피부도 거칠어지며 심한 두통에 시달리게 된다. 이런 면에서 봤을 때 변을 마냥 더럽다고 치부할 순 없을 듯하다. 사실상 변은 우리 몸에서 가장 중요한 마지막 임무를 수행하는 역할이라 볼 수 있지 않을까?

다이어트와 변비의 상관관계

·

우리는 변을 장에서 얼마나 보관할 수 있을까? 대략 2킬로 그램에서 18킬로그램까지 보관할 수 있다. 무게를 상상하기 어렵다면 볼링공 하나를 배 안에 넣고 다닌다고 생각하면 된다. 많은 양의 변이 배출되면 왠지 모르게 날씬해 보이는 것도 다 그런 이유에서다. 아무래도 체중이 줄어들고 위장 공간에 여유가 생기다 보니 변비약을 다이어트 보조제로 쓰는 경우도 더러 있다. 실제로 다이어트 보조제 성분들 중에 차전자피, 식이섬유, 알로에, 센나잎추출물 등은 모두 변비약에도 쓰인다.

변비약은 다이어트로 생기는 변비를 완화시키기도 한다. 다이어트로 변비가 생기는 가장 직접적인 원인은 음식물을 오랫동안 소유하고자 하는 대장의 욕심에 있다고 할 수 있다. 소장이 음식물의 영양분을 대부분 흡수하고 나면 대장으로 넘어가는데, 이때 남아 있는 수분을 흡수하는 과정을 거치면 우리가 아는 변의 형태를 갖춘다. 이 변이 어느 정도 쌓이면 장에서 신호를 보내는데, 이 신호를 통해 우리는 변의를 느끼고 화장실로 향한다. 그러나 다이어트를 하면 먹는 음식의 양이 줄어들면서 이전보다 변이 잘 쌓이지 않고 밖으로 나오지도 못하게 된다. 오랜 시간 머물다 보면 딱딱해지는데, 이는 대장이 남아 있는 변의 수분을 계속해서 흡수하기 때문이다. 딱딱해진 변은 힘을 아무리 줘도 쉽게 나오지 않고, 결국 변비가 생기고 만다. 만약 변을 보더라도 항문이 찢어져서 피가 나거나 치열을 동반하는 경우가 많다.

차전자피와 식이섬유의 경우, 변 자체의 부피를 커지게 만들어서 제때 변이 나올 수 있게 돕는다. 알로에와 센나 역시 다이어트 보조제로 많이 쓰이는데, 이 식물은 장을 직접 자극해 변이 나오게 해준다. 당연한 이야기지만 다시 한번 강조하자면, 이처럼 같은 다이어트 보조제라도 작용 방식이 다르다는 것을 알 수 있다.

비움이 곧 채움이다

집을 정리하기 시작했다. 쌓여 있던 쓰레기들을 분리수거하고 나뒹굴던 옷들을 다리고 서랍장에 넣었다. 탑처럼 쌓여 있던 책들은 장르별로 정리해 서랍장에 가지런히 놓고 정리를 하니 이제야 사람 사는 집처럼 보였다. 요즘 떠오르고 있는 직업 중 하나가 정리수납전문가라고 한다. 심지어 정리수납전문가 자격시험과 자격증도 있다고 한다. 자기 집 정리하는 것이 뭐가 어려운가 싶으면서도 이것이 유망직종으로 떠오른다고 하는 것을 보면 현대인들에게 정리는 여간 쉽지 않은 일인 것 같기도 하다.

　한 정리수납전문가는 이렇게 말했다. 정리를 위해 가장 중요한 것은 나에게 필요한 물건과 필요하지 않은 물건을 구분하는 것이라며, 자신이 가지고 있는 저장강박증을 버리고 필요 없는 물건을 과감하게 버릴 줄 아는 용기가 필요하다고 말이다. 그렇게 해야만 빨래걸이로만 쓰던 러닝머신과 양념통 보관소가 된 주방 조리대가 제 역할을 하고, 공간 그 자체, 물건 그 자체의 역할에 충실할 수 있다. 노자老子도 《도덕경道德經》에서 "물은 버려서 얻고, 비워서 채운다"라고 했다. 이 말은 즉, 인간이 가지고자 하는 소유욕과 집착을 버려야만 진정으로 바른 삶을 살 수 있다는 뜻이다. 모든 것이 과한 지금, 우리가 배워야 할 것은 채움보다 비움의 자세다.

변비약,
이렇게 복용하세요

✚ 나에게 맞는 변비약 찾기

앞서 말했듯 변비약은 성분도, 작용기전도 제각각 다양하다. 증상이나 건강상태에 따라서 먹는 변비약도 다르므로 잘 구분해서 사용해야 한다.

변비약은 작용 방식에 따라 크게 네 가지로 나뉜다. 먼저 장을 직접 자극해 변을 유도하는 '자극성 하제'와 변 자체의 양을 늘려서 배변을 유도하는 '팽창성 하제', 변 속 수분을 증가시켜 배변을 유도하는 '삼투성 하제', 그리고 변을 부드럽게 만드는 '대변 연화제'가 있다.

건강한 일반 성인의 경우 본인의 증상에 맞게 약을 선택하면 된다. 일반적인 변비약은 대부분 자극성 하제 성분이 많은데, 장기적인 복용은 장에 좋지 않기 때문에 증상이 있는 경우에만 단기적으로 사용하는 편이 좋다.

1. 2~6세의 소아

도큐세이트docusate 성분의 그린모닝연질캡슐은 대변 연화제로 딱딱한 변을 부드럽게 만들어준다. 위장관에 거의 흡수되지 않고 이상 반응도 적어서 어린아이들도 사용할 수 있다. 다만 복용 후 하루 정도 지나야 효과가 나타난다.

빠른 효과를 봐야 한다면 관장약을 고려해볼 수도 있다. 최근에는 베베락스액 등 유·소아용 관상약도 생겼는데, 성인용 관장약보다 글리세린 성분 함량이 적고, 윤활·습윤 효과가 있는 시트르산나트륨sodium citrate과 천연당 성분인 소비톨액sorbitol이 들어 있다.

2. 6~12세 소아

차전자피 성분이 들어 있는 무타실산은 팽창성 하제로, 체내 흡수도 적은 데다 인체에 가장 자연스럽게 작용해서 안전하게 사용할 수 있다. 또는 대변 연화제인 도큐세이트, 삼투성 하제인 수산화마그네슘magnesium hydroxide 성분의 마그밀정, 관장약을 이용할 수도 있다. 락툴로오스시럽으로 된 듀파락이나 장쾌락시럽을 소량 복용하는 것도 괜찮다.

3. 임산부 변비

임신을 하면 커진 자궁이 대장을 압박해 대변 활동을 원활하게 하지 못하게 한다. 하지만 태아에 대한 우려 때문에 쉽게 약을 먹지 못하는 것이 현실이다.

가장 먼저 비약물요법으로는 섬유질과 수분 섭취를 늘리고 활동량을 늘려서 장 운동을 촉진하는 방법이 있다. 말린 자두인 푸룬Prune은 식이섬유가 풍부해 변비 예방에 효과가 좋다.

약물로는 차전자피 같은 팽창성 하제가 제일 안전하다. 필요시 듀파락이지시럽이나 장쾌락시럽 같은 삼투성 하제를 사용해봐도 좋으나 오래 복용하면 탈수나 전해질 불균형이 생길 수 있다는 점을 주의해야 한다. 자극성 하제는 자궁 수축 위험이 있어 사용하더라도 전문가와 상담 후 단기간만 사용해야 한다. 대황이나 알로에는 천연성분 느낌이 들어서 안전하다고 생각할 수도 있겠지만 위장뿐만 아니라 자궁 수축도 강하게 일으킬 수 있기 때문에 사용하면 안 된다.

4. 다이어트로 인한 변비

다이어트를 시작하는 사람들이 변비를 경험하는 경우가 많다. 가장 큰 이유는 앞서 말했듯 섭취하는 음식물 양 자체가 줄어들어서다. 음식물 양 자체가 적어지면 대장의 연동운동 속도가 줄어들게 되고 자연히 대장 속에 변이 오래 머물게 된다. 그 과정에서 변은 대장에게 수분을 계속해서 빼앗겨 딱딱해진다.

　이때는 차전자피 같은 팽창성 하제가 효과가 좋다. 차전자피가 특히 다이어트를 하는 사람들에게 사랑받는 이유는 차전자피 자체가 수분을 많이 머금어서 부피를 많이 차지해 적은 양의 식사로도 포만감을 느낄 수 있고, 다이어트로 인한 변비 증상도 개선시켜주기 때문이다.

14

휴식 또는 영원한 잠을 부르는

수면제

변비약	아스피린	구충제 ⭐ 수면제	
타미플루	소화제	파스	알보칠
알레르기	마스크	스테로이드	
비타민제	소독제	타이레놀	

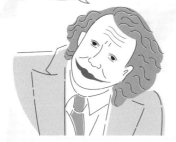

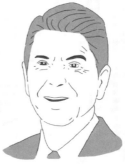

자느냐 깨느냐, 그것이 문제로다

수면제

> 제발 자고 싶어!
> 수면제가 필요해.

> 오늘도 일해야 돼,
> 자면 안 돼!

불면증으로 지칠 대로 지쳐 있던 히스 레저는 자신이 가지고 있던 수면제들을 입안에 모두 털어 넣은 뒤 그대로 영원한 잠에 빠져들었다. 미국 대통령 로널드 레이건은 지독한 워커홀릭으로 매일 충분한 수면을 취하지 못해 결국 병으로 고생하다 삶을 마감했다.

"사느냐 죽느냐, 그것이 문제로다. 죽는다는 것은 잠든다는 것. 잠을 통해 마음의 고통과 육체에 수반되는 온갖 아픔들에서 해방될 수 있다고 한다면 그것은 열렬히 바라야 할 일이 될 것이다. 죽으면 잠이 든다. 잠들면 꿈을 꾸겠지. 아, 그것이 걸림돌이다. 우리가 이승의 번뇌를 벗어나 영원한 잠이 들었을 때 그때 내가 어떤 꿈을 꾸게 될지 모르니, 이것이 나를 망설이게 한다."

윌리엄 셰익스피어William Shakespeare의 4대 비극 중 하나인 《햄릿》에 나오는 대사다. 셰익스피어의 4대 비극을 읽어보지 않은 사람이라도 "사느냐 죽느냐, 그것이 문제로다"라는 대사는 한 번쯤 들어본 적 있을 것이다. 햄릿은 영원한 안식을 갈망하지만 동시에 끔찍한 꿈속에서 영원히 빠져나오지 못할 것을 걱정한다. 이 세계에서의 고통과 번뇌를 벗어나더라도 저세상에서마저 절망과 번뇌로 고통받을지도 모르기 때문이다. 우유부단한 햄릿에게 죽음은 조금 더 길고, 조금 더 깊은 잠에 불과했다.

이와 같이 많은 문학과 예술 작품에서는 수면과 죽음을 비슷한 선상에서 바라본다. 우리가 쓰는 단어에서도 마찬가지다. 영어로 '잔다'는 'Sleep'이다. 이는 고대 독일어인 'Slepz'에서 유래됐는데, '활동하지 않는Inactive'이라는 의미를 지니고 있다. 우리나라에서는 죽음을 '영면에 든다'라는 표현으로 바꿔 말하기도 하는데, 여기서 영면은 '영원한 수면'을 의미한다. 또 누군가 깊이 잠들었을 때 '죽은 듯이 잔다'라는 표현을 쓴다. 어쩌면 수면과 죽음은 정말로 종이 한 장 차이에 불과하지 않을까?

잠을 자지 않고 살 수 있을까?

우리는 왜 잠을 잘까? 잠을 자는 데 인생의 3분의 1을 쓰고 있지만 많은 의사와 과학자들은 아직도 인간이 잠을 자야 하는 명확한 이유를 찾지 못했다.

의학적으로 수면이란 주위에서 일어나는 일을 감지하거나 반응하지 못하는 상태를 말한다. 생존이라는 입장에서 보면 항상 두 눈을 부릅뜨고 날카롭게 신경을 곤두세우고 있어도 모자란 위험한 환경 속에서 잠을 자야 한다는 것은 꽤 성가신 행위다. 그린데도 신기하게 인간은 긴 진화의 세월 동안 먹고, 번식하는 본능과 함께 수면이라는 본능을 꾸준히 유지해 왔다.

초기 연구 결과들에서는 수면의 역할을 '기억 저장'과 '휴식' 수준으로만 봤다. 우리 뇌는 깨어 있을 때는 외부 자극과 정보를 끊임없이 수용하고, 잠이 들면 과거의 일을 회상하면서 새로운 사실과 능력들을 상기시키고 강화하는 과정을 거친다. 배운 지식을 되새김질하며 내 것으로 만드는 것이다. 최근 연구 결과에서는 수면이 우리 몸에 얼마나 많은 기능을 하는지, 특히 신체 건강에 전체적으로 얼마나 큰 영향을 끼치는지를 밝혀냈다. 대표적인 것이 면역계의 활성화다. 잠을 자는 동안 우리 몸은 악성 종양의 발현을 억제하고, 외부인자로부터 감염을 막고 질병을 물리치는 면역계를 활성화한다. 몸의 대사 상태를 복구하기도 한다. 만일 6일 동안 4시간만 잔다면 혈당 수준이 당뇨병 전 단계까지 올라갈 정도로 나빠질 수 있다. 수면은 비만과도 연관이 있다. 수면 부족 시 허기를 쉽게 느끼고 더 많이 먹게 된다.

잠이 부족하면 뇌 안에 베타 아밀로이드Beta-Amyloid라고 하는 노폐물이 축적되고 치매나 뇌혈관 질환 등으로 이어질 가능성이 커진다. 철의 여인이라 불렸던 영국 총리 마가렛 대처Margaret Thatcher와 미국 대통령 로널드 레이건Ronald Reagan은 그들의 화려한 정치 생활과 달리 은퇴 말년에는 지독한 치매와 뇌졸중으로 고생하다가 삶을 마감했다. 많은 연구자는 그들의 치매 원인을 '부족한 수면'이라고 지적했다. 실제로 두 사람은 살아생전 잠을 거의 자지 않고 일만 하는 지독한 워커홀릭Workaholic이었다. 마가렛 대처는 "잠은 겁쟁이들을 위한 것"이라고 말하기도 했다.

만약 사람이 잠을 자지 않으면 어떻게 될까? 이 질문에 대한 해답은 미국인 마이클 코크Michael Cork의 사례를 보면 알 수 있다. 시카고 근처 뉴렉손에 있는 한 고등학교 음악 교사였던 코크는 40세부터 심한 불면증세에 시달리고 있었다. 그가 걸린 병은 '치명적 가족성 불면증Fatal Familial Insomnia'이라는 희귀 유전질환으로 뇌의 이상으로 잠이 들지 못하는 상태가 지속되는 병이었다. 불면증이 시작된 후 8주가 지나자 그의 신체 능력과 인지 능력은 더 빠른 속도로 퇴화했다. 걷기조차 힘든 상태가 됐고 눈 깜빡임도 아주 느려졌으며 눈꺼풀이 반쯤만 감긴 채로 지속되는 상태가 이어졌다.

6개월이 더 지나자 그는 혼자서 옷을 입거나 목욕을 하는 것이 불가능해졌다. 치매 말기 노인 환자와 비슷한 상태가 돼 버린 것이다. 환각과 망상이 나타나기 시작했고 말도 거의 하지 못했다. 증세가 나타난 지 2년 만에 그는 42세의 나이로 숨을 거뒀다. 불면이 신체에 상상 이상으로 해롭다는 사실이 정론으로 알려지면서 기네스북위원회는 1964년부터 '잠 안 자고 깨어 있기' 부문을 공식적으로 폐지했다.

영원한 잠을 부르는 수면제

벌써 새벽 1시. 잠이 오지 않는다. 밤늦게 마신 커피 때문일까? 휴대폰 화면을 너무 오래 봐서일까? 아니면 늦게 잠드는 생활이 익숙해져서일까? 요즘은 침대에 누워도 한참을 뒤척이다가 잠이 든다.

국민건강보험공단 자료에 따르면 국내의 불면증 환자 수가 계속해서 늘어나고 있다. 2012년 40만 명에서 2016년 54만 명으로 4년 사이 34퍼센트 증가했고, 불면증 환자가 많아진 만큼 불면증 치료를 위한 수면제 처방도 증가했다.

수면제는 뇌와 척수 같은 중추 신경계에 직접 작용한다. 그래서 잘못 복용할 경우 치명적일 수 있기 때문에 '향정신성 의약품'으로 분류된다. 일단 향정신성 의약품으로 분류되면 다른 약들보다 더 엄격한 관리를 받는다. 전용 장부를 작성하고 잠금장치가 있는 금고에 약을 보관해야 한다. 수면제 처방이 나올 경우 약사들도 바짝 긴장해서 약을 주게 된다. 내내 알약 개수가 맞는지 일일이 확인해본다. 약사로서 남은 알약의 개수가 맞지 않을 때만큼 아찔한 경험은 아마 없을 것이다. 전에 정신과 아래에 있는 약국에서 일을 한 적이 있는데, 수면제 처방이 정말 많았다. 거의 모든 처방에 수면제가 기본으로 들어갈 정도로 자주 처방돼서 약 한 알이라도 잘못 들어갈까 봐 종일 눈을 동그랗게 뜨고 일해야만 했다. 그렇다고 수면제가 꼭 정신과에서만 처방되는 것은 아니다. 내과, 가정의원, 이비인후과에서도 잠이 오지 않는 환자들에게 수면제 처방을 내주기도 한다.

수면제의 종류는 크게 세 가지로 나눌 수 있다. 바르비튜레이트barbiturate 성분의 약물, 벤조디아제핀benzodiazepine 성분의 약물, 마지막으로 졸피뎀zolpidem과 항히스타민 약물이다. 그리스 신화 속 죽음의 신과 수면의 신이 쌍둥이 형제인 것처럼 수면제는 등장과 함께 여러 사고·사망 사건을 가져왔다. 그중 의학계에 등장한 첫 수면제였던 바르비튜레이트는 1903년 독일 화학자 아돌프 폰 베이어Adolf von Baeyer가 만든 것이다. 처음에는 중추 신경을 억제시켜 발작을 일으키는 간질약으로 쓰였으나 점차 긴장, 불면, 마취에도 쓰이게 됐다.

하지만 바르비튜레이트 성분의 약물에는 치명적인 문제가 있었다. 바로 알코올과 함께 복용할 경우 중추 신경 억제 작용이 지나치게 심해져서 혼수상태, 심하면 사망으로까지 이어진다는 점이었다. 조명 하나를 끄려다 두꺼비집을 다 내려버리는 격이다.

바르비튜레이트라는 이름은 기독교 성인인 '성 바바라Sainte Barbe의 날'에 발견돼 그녀의 이름을 따서 붙인 것이다. 여기서 놀라운 점은 성 바바라는 사실 '갑작스러운 사고나 죽음의 수호성인'이었다는 점이다. 그녀의 이름을 딴 이 약물은 어느새 각종 사건·사고의 온상이 됐다. 그중 하나가 1997년 캘리포니아에서 일어난 수면제 집단 자살 사건이었다. 캘리포니아에 있는 종교단체 천국의 문에서 수면제와 알코올을 함께 복용해 교주를 포함한 신도 39명이 사망한 사건이다. 심판의 날에 지구 종말이 일어날 것이라고 굳게 믿었던 그들은 1997년 3월에 헬리-밥 혜성의 꼬리 부분에 있는 UFO를 타고 지구를 탈출해야 한다고 주장했다. 우주선을 탈 수 있는 유일한 방법은 육신이란 껍데기를 버리는 것이었다. 광적인 믿음으로 그들은 다량의 수면제를 애플소스와 푸딩에 넣고 보드카와 함께 마셨다.

바르비튜레이트 성분의 약물로 사망한 유명인들도 많다. 관능적인 표정과 바람에 날리는 치마를 잡는 모습으로 유명했던 마릴린 먼로^{Marilyn Monroe}도 그중 한 명이다. 그녀는 1962년 8월 4일 자택에서 사망한 채 발견됐는데, 그녀 옆에는 비어 있는 수면제 약통이 있었다. 검시관들은 그녀의 죽음을 '약물을 이용한 자살'로 마무리 지었다. 기타리스트였던 지미 헨드릭스^{Jimi Hendrix} 역시 수면제 과다 복용으로 사망했다. 그는 권장 용량에 18배에 달하는 약을 한꺼번에 먹었다. 그 외에도 영화배우 샤를르 보와이에^{Charles Boyer}, 피어 안젤리 ^{Pier Angeli} 등이 바르비튜레이트 과다 복용으로 세상을 떠났다. 이런 여러 사건들과 부작용, 다른 대체약의 등장 등으로 바르비튜레이트 수면제는 현재 많이 쓰이지 않는다.

히스 레저를 죽인 것은 조커였을까?

최근 토드 필립스 감독^{Todd Phillips}의 영화 〈조커〉가 개봉했다. 영화 속 호아킨 피닉스^{Joaquin Phoenix}가 연기한 조커는 어둡고 냉담한 사회 속에서 한 개인이 어떻게 조커라는 악인으로 변해가는지를 잘 보여준다. 조커로 유명한 배우가 또 있다. 〈다크 나이트〉의 히스 레저^{Heath Ledger}다. 호아킨 피닉스가 조커라는 악인의 탄생 과정과 그 개연성에 초점을 맞췄다면, 히스 레저의 조커는 정의의 수호자인 배트맨과 대척점에 서 있는 순수한 악인 그 자체를 보여줬다. 안타깝게도 조커 역을 연기한 배우 히스 레저는 이 영화를 찍은 후 사망했다.

그의 죽음에 많은 사람들은 자신이 가지고 있는 예술적 판타지를 투영해 "히스 레저의 사망 원인은 역할에 너무 깊이 심취한 나머지 자신마저 파괴시켰다"고 주장하며 그를 메소드 연기의 희생자로 봤다. 하지만 사람들의 예상과는 달리 경찰이 발표한 그의 사망 원인은 다른 데 있었다. 히스 레저의 사망 원인은 옥시코돈oxycodone, 하이드로코돈hydrocodone, 디아제팜diazepam, 테마제팜temazepam, 알프라졸람alprazolam, 독실아민doxylamine 복합 효과에 따른 급성 약물 중독이었다.

옥시코돈과 하이드로코돈은 마약성 진통제고, 디아제팜과 테마제팜, 알프라졸람은 모두 벤조디아제핀 성분의 수면제다. 독실아민은 히스타민계 약물인데, 이 역시 수면유도 목적으로 쓰인다. 그는 벤조디아제핀계 약물을 포함한 수면제와 진정제, 진통제 등 여섯 가지나 되는 약을 한꺼번에 복용한 것이다. 벤조디아제핀 성분의 수면제는 이전 바르비튜레이트 수면제보다 안전한 약물이라고 알려져 있고, 항불안과 경련, 근육 이완에도 효과가 있어 현재에도 많이 쓰이는 약물 중 하나다. 하지만 이 역시 중추 신경을 억제하는 기능 때문에 과도한 약물 복용으로 사고·사망 사건이 끊이지 않는다.

히스 레저는 죽기 전 〈뉴욕타임스The New York Times〉 지와의 인터뷰에서 본인이 불면증과 오랫동안 싸우고 있음을 털어놓은 바 있다.

"지난주에 하루 평균 2시간밖에 자지 못했다. 생각이 멈추지 않는다. 내 몸은 지쳤는데 머리는 계속 돌아간다."

불면증으로 지칠 대로 지쳤던 그는 자신이 가진 약들을 입 안에 모두 털어 넣었고 그 결과 끔찍한 사고로 이어졌다.

범죄에 악용될 가능성

.

최근 뉴스에서 졸피뎀이 등장해 화제가 됐다. '고유정 사건' 때문이다. 고유정은 2019년 5월 25일 제주도의 한 펜션에서 이혼했던 전남편을 살해했다. 시신을 무참히 훼손한 후 쓰레기봉투에 담아 유기한 그녀는 살인 사흘 뒤인 28일에 제주도를 빠져나갔다. 경찰은 전남편의 실종 신고를 접수한 후 펜션 CCTV와 다량의 혈흔, 고유정 자택에서 발견된 흉기를 증거로 고유정을 긴급 체포했다.

처음 구속 당시 고유정은 "전남편이 성폭행을 시도했고, 저항하는 과정에서 우발적으로 살해했다"고 주장했다. 하지만 3차 공판에서 상황을 반전시킬 결정적인 증거가 발견됐다. 바로 살인 피해자의 혈액에서 졸피뎀 성분이 발견된 것이다.

이는 80킬로그램에 180센티미터인 건장한 남성을 160센티미터에 50킬로그램인 여성이 어떻게 살해할 수 있었는지, 범행이 우발적이 아닌 치밀하게 계획된 살인이라는 사실을 증명하는 명백한 증거였다. 고유정은 현재 1심 재판에서 살해 혐의로 무기징역을 선고받았다. 후에 검찰은 의붓아들을 살해했다는 혐의로 그녀를 추가 기소했다.

졸피뎀은 사실 수면장애 환자들이 가장 많이 처방받는 약 중 하나다. 벤조디아제핀계 수면제의 내성, 의존성, 불안, 금단 증상 등 여러 부작용을 개선해 나온 약물로 국내에서는 1999년대부터 등장했다. 다른 약물에 비해서 복용 중단 후 더 심한 불면증을 겪게 되는 반동성 불면증이 생길 부작용이 덜한 편이라 많이 사용되고 있다.

고유정 사건은 수면제가 남을 해치는 끔찍한 범죄에도 쓰일 수 있다는 점을 보여줬다. 실제로 데이트 강간 약물이나 범죄로도 사용된 바 있다. 한 남성이 시음용 우유에 졸피뎀을 타서 여성들에게 나눠주다가 체포된 사건도 있었다. 과거 장기밀매단도 이런 식으로 범죄를 저질렀다고 하는데, 수면제만큼이나 범죄와 가깝게 맞닿아 있는 약도 없을 것이다. 그런데 문제는 이런 수면제를 구하기가 너무나 쉽다는 점이다. 물론 잠들기 위해 수면제를 복용하는 것은 중요하지만 개인의 건강과 안전을 담보로 거래를 하는 것은 아닌지 불안하다.

각자 다른 의미의 잠

•

우리 몸에서 잠을 조절하는 요인은 무엇일까? 첫째는 멜라토닌Melatonin이라는 호르몬이다. 멜라토닌은 '어둠의 호르몬' 또는 '뱀파이어 호르몬'라고 불리기도 한다. 멜라토닌이 분비되고 1~2시간이 지나면 우리는 졸음을 느끼고 잠이 든다. 멜라토닌은 수면제와는 다르다. 수면제는 중추 신경계를 억제해 강제로 잠들게 하지만, 멜라토닌은 수면의 시작 타이밍을 조절하는 역할에 가깝다. 시작 타이밍만 조절할 뿐, 전체적인 수면의 질이나 과정에는 개입하지 않는 것이다. 인터넷 해외 구매나 비공식 경로로 멜라토닌을 구매해 복용하는 사람들이 종종 있는데, 우리나라에서는 안전성이 확립되지 않아 제조·수입·판매가 금지돼 있고 불면증 치료를 위한 전문의약품으로만 사용되고 있다.

두 번째 조절 요인은 수면 압력이다. 뇌가 활동하기 시작하면 아데노신Adenosine이라는 물질이 쌓인다. 이 물질이 많아질수록 잠이 오고, 자는 동안 뇌는 아데노신을 분해한다. 이렇듯 아데노신의 생성과 분해가 반복되며 인체는 잠이 들고 깨어나기를 반복한다. 아데노신은 뇌 안의 수용체에 붙어서 작용하는데, 이 아데노신보다 더 강력하게 수용체의 자리를 차지하는 물질이 있다. 바로 카페인이다.

'카페인' 하면 가장 먼저 떠오르는 음료인 커피는 세계에서 가장 많이 소비되는 음료 중 하나로, 가장 대중적이면서 널리 사용되는 각성제다. 카페인은 마치 버스를 기다리는 줄에서 얌체같이 새치기를 하거나 지하철에 자리가 나면 냉큼 가방을 던져놓고 자리를 차지하는 몰상식한 승객처럼, 아데노신이 앉아야 할 자리에 누구보다 먼저 수용체 자리를 차지한다. 아데노신이 활동하지 못하게 되면서 우리 몸은 각성 상태가 된다.

카페인을 너무 자주 섭취하거나 장기 복용하면 문제가 생긴다. 뇌 안에서는 수용체로 가지 못한 아데노신이 계속 쌓이게 되고, 카페인의 약효가 떨어지는 순간 쌓였던 아데노신들이 이때다 싶어 수용체로 우르르 몰려간다. 그럴 경우 극심하고 장기적인 피로를 느끼게 되고, 이 때문에 또다시 카페인을 섭취해야 하는 악순환이 반복된다.

우리나라는 하루 카페인 권장량을 성인은 400밀리그램, 임산부는 300밀리그램, 청소년은 125밀리그램으로 정했다. 하지만 매일 야근과 밤샘 공부로 많은 현대인이 카페인을 손에서 놓지 못하고 있다. 그러다 보니 하루 권장량을 지키지 못하는 일이 빈번하게 발생한다. 누군가는 깨어 있기 위해 카페인을 들이붓고 있는데, 또 다른 누군가는 잠들지 못해서 수면제를 삼키는 상황이라니. 참으로 아이러니하지 않은가?

셰익스피어가 말했다. "잠은 모든 걱정을 가라앉히고, 우리를 매일 쉬게 만들며, 고된 노동과 마음의 상처로부터 우리를 구한다"고 말이다. 그의 말처럼 잠은 지친 인간의 육신과 영혼을 달래고 걱정과 근심으로 가득한 현실로부터 한 발짝 물러나 휴식을 취하게 만든다. 그러나 모든 것을 잠시나마 잊을 수 있는 고요한 휴식에서 깨어나면 우리는 고되고 절망스러운 현실 세계로 다시 돌아와 오랜 시간 고통받는다. 그렇게 누군가에게 잠은 영영 돌아올 수 없는 세계로 떠나게 하는 존재가 되기도 한다.

수면제,
이렇게 복용하세요

✚ 수면제와 수면유도제의 차이점

수면제는 의사 처방을 통해 받을 수 있는 전문의약품이지만, 수면유도제는 의사 처방 없이 구매할 수 있는 일반의약품으로 약국에서 구매 가능하다. 가격도 저렴한 편이어서 찾는 환자들이 많다. 중추 신경계를 강제로 억제해서 잠이 들게 하는 수면제와 달리, 수면유도제는 다른 기전으로 수면을 말 그대로 '유도'한다. 수면제보다 상대적으로 안전하고 부작용이 심하지 않다고 알려져 있다. 잠드는 것에 어려움을 겪고 있다면 수면유도제가 도움이 될 수 있다.

수면유도제는 특이하게 항히스타민제의 부작용을 이용해 만들어졌다. "코 감기약은 먹으면 졸립다"라는 말을 들어보거나 경험해

본 적 있을 것이다. 실제로 코 감기약에는 대부분 콧물을 그치게 하는 항히스타민제가 들어 있는데, 이것의 대표적인 부작용이 '졸림'이다. 특히 개발 초기에 나왔던 1세대 항히스타민제는 디펜히드라민diphenhydramine, 독시라민doxylamine 등의 성분이 들어 있는데, 이것이 혈액-뇌 장벽을 통과해 뇌에서 졸음을 일으켰다. 이 졸림 부작용을 해결하기 위해 2세대, 3세대 항히스타민제가 개발됐다.

수면유도제는 자기 30분 전에 복용하고, 2주 이상 복용하지 않아야 한다. 모유로 나올 수도 있어 수유부는 복용해선 안 된다. 약을 먹고 운전이나 기계 조작 등 집중력을 필요로 하는 활동을 하면 위험할 수 있으니 그럴 땐 마찬가지로 복용하지 않는 것이 좋다.

⊕ 불면증을 없애는 방법

현대 사회에서 불면증 환자가 급증하기 시작한 것은 수면 환경이 전과 많이 달라졌기 때문이다. 현대인들은 알게 모르게 많은 양의 카페인을 섭취한다. 스트레스로 인해 교감신경은 거의 하루 종일 과흥분 상태라 해도 과언이 아니다. 또 해는 보통 저녁 6시면 지기 시작하지만, 집 안은 형광등과 조명으로 낮과 밤이 따로 없다. 침대에 누워서도 스마트폰의 청색광을 한참 동안 바라보다가 겨우 잠이 드는 패턴은 수면을 방해하는 나쁜 생활 습관 중 하나다.

불면증을 수면제나 술로 해결하는 사람도 있는데, 현재까지 규칙

적이고 충분한 수면만큼 좋은 최고의 수면법은 존재하지 않는다. 따라서 무작정 수면에 관련된 문제들을 수면제로 해결하기보다는 생활 패턴 교정과 수면 방해 요인 제거 등을 통해 올바른 수면 생활을 정착시키는 편이 훨씬 낫다.

약한 불면증 증상을 가졌다면 일단 자기 전에 컴퓨터와 스마트폰으로부터 떨어지는 것이 좋다. 수면을 불러오는 멜라토닌은 빛이 들어오면 분해돼버린다. 8~10럭스LUX, 빛의 세기를 나타내는 단위 정도의 빛에도 멜라토닌의 분비가 지연될 수 있다고 알려져 있는데, 희미한 빛의 취침 등이 20~80럭스인 점을 고려하면 멜라토닌이 빛에 매우 취약한 물질임을 알 수 있다. 앉은 자세에서 바라보는 컴퓨터 화면은 대략 50럭스쯤 된다고 보면 된다. 실제 연구 결과에 따르면, 자기 전에 아이패드를 2시간 정도 사용하면 렘REM 수면 길이가 상당히 감소한다. 멜라토닌 분비량도 23퍼센트나 줄어들어 농도가 다시 올라가는데 90분 이상이나 지연된다. 그러니 잠드는 시간을 정해서 지키되, 자기 2~3시간 전부터 주변 조명의 세기를 조금씩 낮춰주면 수면에 도움이 될 것이다.

인문학 하는 약사의 잡학다식 약 교양서

일상을 바꾼 14가지 약 이야기

초판 1쇄 발행 2020년 8월 26일
초판 4쇄 발행 2023년 5월 16일

지은이 송은호
펴낸이 민혜영
펴낸곳 (주)카시오페아 출판사
주소 서울시 마포구 월드컵북로 402, 906호(상암동 KGIT센터)
전화 02-303-5580 | **팩스** 02-2179-8768
홈페이지 www.cassiopciabook.com | **진자우편** editor@cassiopeiabook.com
출판등록 2012년 12월 27일 제2014-000277호
편집1 최희윤, 윤나라 | **편집2** 최형욱, 양다은, 최설란
마케팅 신혜진, 조효진, 이애주, 이서우 | **경영관리** 장은옥

ISBN 979-11-90776-13-4 03510

이 도서의 국립중앙도서관 출판시도서목록 CIP은 서지정보유통지원시스템 홈페이지
(http://seoji.nl.go.kr)와 국가자료공동목록시스템(http://www.nl.go.kr/kolisnet)에서
이용하실 수 있습니다.
CIP제어번호: 2020029540

이 도서는 한국출판문화산업진흥원의 '2020년 우수출판콘텐츠 제작 지원' 사업 선정작
입니다.

• 잘못된 책은 구입하신 곳에서 바꾸어 드립니다.
• 책값은 뒤표지에 있습니다.